Dr. Michelle HAINTZ

Selbstfindung und Persönlichkeitsentwicklung

Wie du dein einzigartiges Potenzial erkennst und in Freude und Leichtigkeit entfaltest, um deinen Seelenplan zu erfüllen

Bibliographische Information der Deutschen Nationalbibliothek
Die Deutsche Nationalbibliothek verzeichnet diese Publikation in der deutschen Nationalbibliographie; detaillierte bibliographische Daten sind im Internet über http://dnb.d-nb.de abrufbar.

© 2021 Alle Rechte vorbehalten

Rechtliche Hinweise

Dieses Buch ist Copyright geschützt und darf weder als Reproduktion, Übersetzung, Weiterverarbeitung oder in ähnlicher Handlung zu kommerziellen Zwecken sowie Weiterverkauf oder sonstiger Veröffentlichungen ohne schriftliche Genehmigung von uns (Dr. Michelle Haintz und Angelina Schulze) verwendet werden. Als Leserin und Leser dieses Buches möchte ich Dich ausdrücklich darauf hinweisen, dass keine Erfolgsgarantie für die Umsetzung meiner Empfehlungen gewährt werden kann. Die Inhalte in diesem Buch spiegeln meine Erfahrungen wider. Ich übernehme auch keinerlei Verantwortung für jegliche Art von Folgen z. B. unerwünschte Reaktionen, Verluste, Risiken bzw. falsch verstandene Texte. Diese Veröffentlichung wurde nach bestem Wissen erstellt. Sollten Inhalte dieses Buches gegen geltende Rechtsvorschriften verstoßen, dann bitte ich Dich um eine Benachrichtigung, um die betreffenden Inhalte schnellstmöglich zu bearbeiten bzw. zu entfernen. Die Verwertung der Texte und Bilder, auch auszugsweise, ist ohne Zustimmung des Angelina Schulze Verlags urheberrechtswidrig und strafbar. Dies gilt auch für Übersetzungen, Vervielfältigungen, Mikroverfilmung und für jegliche Art von Verarbeitung mit elektronischen Systemen.

Autorin: © Dr. Michelle Haintz   dr.michelle.haintz@aon.at

Layout und Satz: Dr. Michelle Haintz

Umschlaggestaltung: Angelina Schulze und Dr. Michelle Haintz

Coverbild: © Benjavisa Ruangvaree – Adobe.Stock

Verlag: Angelina Schulze Verlag
Vor dem Walde 9, 38268 Lengede

verlag@angelina-schulze.com
https://as-infothek.de
https://angelina-schulze-verlag.de

1. Auflage September 2021

ISBN: 978-3-96738-169-6

Inhaltsverzeichnis

Zur Einstimmung _____ 6

„Dialog der Hände" _____ 10

Du und deine weise Instanz _____ 13

Trapez Metapher _____ 16

Du und dein Lebenshaus _____ 18

Du und die Stelle auf Wolke-Sieben _____ 22

Du und dein Akrostichon _____ 24

Du und dein Oxymoron _____ 26

Du und deine Intelligenzen _____ 30

Du und deine Wertvorstellungen _____ 32

Du und deine Teilpersönlichkeiten _____ 37

Du und deine Beziehungen _____ 40

Du und deine Spiegelungen _____ 42

Du und die Welt _____ 44

Du und deine Abhängigkeiten _____ 46

Du und deine Schuldgefühle _____ 48

Du und deine Redensarten _____ 50

Du und deine Freude _____ 55

Du und dein Wille _____ 56

Du und dein Selbstvertrauen _____ 57

Du und deine Authentizität _____ 60

Du und deine Zufriedenheit _____ 61

Dein Zufriedenheits-Rad _____ 64
Du und deine Selbstwertschätzung _____ 68
Du und deine Selbstliebe _____ 76
Du und dein Wohlstand _____ 78
Du und deine Lebenseinstellung _____ 85

Du und deine Archetypen _____ 95
  Archetyp 1 – 1. Haus / Widder / Mars _____ 97
  Archetyp 2 – 2. Haus / Stier / Venus _____ 98
  Archetyp 3 – 3. Haus / Zwilling / Merkur _____ 98
  Archetyp 4 – 4. Haus / Krebs / Mond _____ 99
  Archetyp 5 – 5. Haus / Löwe / Sonne _____ 99
  Archetyp 6 – 6. Haus / Jungfrau / Merkur _____ 99
  Archetyp 7 – 7. Haus / Waage / Venus _____ 100
  Archetyp 8 – 8. Haus / Skorpion / Pluto _____ 100
  Archetyp 9 – 9. Haus / Schütze / Jupiter _____ 101
  Archetyp 10 – 10. Haus / Steinbock / Saturn _____ 101
  Archetyp 11 – 11. Haus / Wassermann / Uranus _____ 101
  Archetyp 12 – 12. Haus / Fische / Neptun _____ 102

Du und deine Zahlen _____ 104
  Ein Mensch mit der Lebenszahl 1 _____ 105
  Ein Mensch mit der Lebenszahl 2 _____ 106
  Ein Mensch mit der Lebenszahl 3 _____ 107
  Ein Mensch mit der Lebenszahl 4 _____ 107
  Ein Mensch mit der Lebenszahl 5 _____ 108

Ein Mensch mit der Lebenszahl 6 _____ 109
Ein Mensch mit der Lebenszahl 7 _____ 110
Ein Mensch mit der Lebenszahl 8 _____ 110
Ein Mensch mit der Lebenszahl 9 _____ 111

Du und dein Körper _____ 113
Du und deine zwei Gesichtshälften _____ 115
Du und deine besondere Anlage _____ 120
Deckenspiel _____ 142
Zum Ausklang _____ 143
Nachwort _____ 155
Kontakt zur Autorin _____ 157

Zur Einstimmung

Goethe sagt:

„Wenn ich mich so behandle, wie ich scheinbar zu sein glaube, dann mache ich mich geringer, als ich bin.

Aber wenn ich mich so behandle, als wäre ich bereits das, was ich potenziell sein könnte, dann mache ich mich zu dem, was ich sein sollte."

Ganz in diesem Sinne schreibe ich dieses Buch, denn ich möchte dir helfen, dich auf die zweite Art und Weise zu behandeln ☺.

Bist du mit mir einig, dass gelungene Selbstverwirklichung fundierte Selbsterkenntnis voraussetzt?

Nun, ich denke, wir können unser Potenzial erst entfalten, wenn wir es erkannt haben; und wir können unsere Einzigartigkeit erst dann verwirklichen, wenn wir wissen, worin diese besteht.

Du bist ein einzigartiges Geschenk für diese Welt – davon gehe ich aus. Und in meinem Weltbild ist es deine Lebensaufgabe dieses Geschenk zu erkennen, auszupacken und der Welt – und dir selbst – darzubringen.

Der erste Schritt zu deiner Selbstverwirklichung besteht also darin, dir deiner Einzigartigkeit bewusst zu werden und sie dann möglichst in allen Richtungen auszuloten.

Und dazu biete ich dir hier eine Reihe von Werkzeugen, die sich nicht nur für mich selbst bewährt haben, sondern auch für all jene, die ich in den letzten über dreißig Jahren bei der Entfaltung ihres Potenzials begleiten durfte.

Spiele also mit diesen Angeboten – entweder in der Reihenfolge, wie ich sie dir hier präsentiere; oder aber, indem du immer wieder eine beliebige Seite aufschlägst und dich mit der entsprechenden Empfehlung befasst.

Eine weitere Möglichkeit wäre, dir die Inhaltsangabe durchzulesen und zu fühlen, welches Thema dich hier und jetzt ruft; welches also in deiner augenblicklichen Lebenssituation nach Aufmerksamkeit verlangt und dir gerade die wertvollsten Einsichten gewährt.

Nimm dir dazu immer wieder Zeit für eine Art Rendezvous mit dir selbst, bei dem du wieder einen neuen Aspekt deiner Persönlichkeit entdeckst oder auch wiederentdeckst.

Und dich so wieder etwas besser kennen – und hoffentlich auch schätzen – lernst.

Wende all die unterschiedlichen Techniken an, um immer neue Facetten deines Selbst zu erfassen – analog zu den vielen Facetten eines Edelsteins – und deine Selbsterkenntnis mehr und mehr zu erweitern und zu vertiefen.

Dabei kannst du natürlich allein mit diesem Buch spielen; oder aber du suchst dir einen Gefährten oder eine Gefährtin, der oder die mit dir gemeinsam das „Wer bin ich wirklich"-Spiel zelebriert.

Das könnt ihr im tatsächlich räumlichen Beisammen-Sein zelebrieren, oder aber jeder spielt für sich mit den unterschiedlichen Techniken; aber dazwischen setzt ihr euch immer wieder für einen Gedankenaustausch zusammen und teilt eure Erfahrungen, Einsichten und Erkenntnisse miteinander.

So eine Art Tandem ist vor allem deshalb besonders ergiebig, weil ihr so auch gegenseitig eure blinden Flecken beleuchten könnt; die euch an eurem Gegenüber jeweils eher auffallen werden als an euch selbst.

Und natürlich lege ich dir – und im Zusammenspiel auch euch – zu allererst den „Dialog der Hände" ans Herz; denn diese großartige Technik zur Bewusstseinserweiterung kann in so vielen Bereichen gewinnbringend eingesetzt werden, dass ich gar nicht anders kann, als ihr gleich das erste Kapitel zu widmen ☺.

Daneben zeige ich dir noch verschiedene andere Techniken zur vertieften Innenschau und Selbsterkenntnis; sowie eine Metapher, die dir helfen wird, bisher versteckte Bereiche deines Potenzials zu erkennen.

Darüber hinaus biete ich dir eine ganze Reihe prozessorientierter Fragen zu unterschiedlichen Lebensbereichen, die dir helfen werden, bei deiner Schatzsuche tiefer in dich einzutauchen und deine Persönlichkeit noch weiter auszuloten.

Bei all dem möchte ich dir ans Herz legen, deinen Humor möglichst immer mit im Boot zu haben; denn er schaltet deine höheren mentalen Zentren ein und befreit dich aus dem Höhlenmenschen-Modus, in den dich deine Stresshormone im Alltag immer wieder zurückwerfen – und in dem du nicht mehr der Homo Sapiens Sapiens des 21. Jahrhunderts bist, als der du eigentlich angelegt bist.

Nein, das zweite „Sapiens" ist kein Druckfehler, sondern es gab vor uns schon einen Homo Sapiens, über den wir uns hinaus entwickelt haben; daher haben wir noch ein zweites „Sapiens" (und das bedeutet „wissend") dazu bekommen – wobei ich mich im Alltag oft frage, wo dieses geblieben ist ☺…

Wie wichtig dein Humor ist, erkläre ich dir übrigens auch in meinem „Lach Praktikum", das du in meiner Lebenswert-Oase findest – der Link ist am Ende des Buches.

Und neben deinem Humor empfehle ich dir, auch dein inneres Kind unbedingt auf deine Selbsterkenntnis-Reise mitzunehmen.

Denn dieser Persönlichkeits-Anteil macht dir viele wertvolle Funktionen zugänglich, die nicht nur wichtig sind, um dich immer besser kennen zu lernen; sondern vor allem auch um das in dir angelegte Potenzial zu entfalten und dich tatsächlich in deinem einzigartigen So-Sein zu leben:

- Vertrauen und Selbstvertrauen,
- Begeisterungsfähigkeit,
- Offenheit für Neues
- und Wissensdurst,
- Lebensfreude,
- Abenteuerlust,
- Kreativität und vieles mehr.

Auch zu diesem wesentlichen Persönlichkeits-Anteil kann ich dir ein „Inneres Kind Praktikum" (in meiner Lebenswert-Oase) anbieten; das dir helfen wird, das Kind in dir in seinem Selbstheilungsprozess zu begleiten und zu fördern.

Weiters möchte ich dir ans Herz legen, eine Art **Selbsterkenntnis-Tagebuch** zu führen, während du dich mit all meinen Angeboten befasst.

Einerseits weil du Niedergeschriebenes später nachlesen kannst; und das ist höchst wertvoll, weil es dir hilft, dir der geschafften Schritte bewusst zu werden; also deine Weiterentwicklung mit zu verfolgen. Andererseits weil du dabei immer wieder auch deine linke Hand miteinbeziehen kannst, die dir – wie erwähnt – spannende neue Bewusstseinsräume eröffnen wird.

Nun wünsche ich dir viele wertvolle Einsichten und erhellende Aha-Erlebnisse, viel Freude und Erfolg in der Erkundung deiner einzigartigen, spannenden und vielschichtigen Persönlichkeit.

„Dialog der Hände"

Wie angekündigt, möchte ich dir als allererstes eine vielseitig einsetzbare Technik zeigen; mit der du in Bewusstseinsräume vordringen kannst, die dir anders nicht zugänglich sind – so auch in deine eigenen Tiefen und Untiefen.

Das Zweihand-Schreiben integriert deine beiden Gehirnhälften und macht dir so Bewusstseinsinhalte zugänglich, die du im bloßen Schreiben mit deiner rechten Hand (falls du rechtshändig bist) nicht erreichst.

Das liegt daran, dass die Nervenbahnen zwischen deinem Körper und deinem Gehirn im Hals die Mittellinie kreuzen. Somit ist deine rechte Hand mit deiner linken Gehirnhälfte verbunden; während dir deine linke Hand Zugang zu deiner rechten Gehirnhälfte verschafft.

Wenn du linkshändig bist, kannst du diesen Dialog in umgekehrter Reihenfolge spielen oder aber bei deiner linken Hand bleiben.

Wenn du mehr darüber erfahren möchtest, lege ich dir auch mein Buch „Bewusstsein erweitern – der Blick in deine Seele" ans Herz.

Als Medizinerin hatte ich anfangs Zweifel an der Tatsache, dass aus meinen beiden Gehirnhälften jeweils andere Bewusstseinsinhalte fließen – daher kann ich auch deine eventuelle Skepsis nachvollziehen.

Dennoch möchte ich dir empfehlen, es zumindest einmal möglichst unvoreingenommen zu probieren und dich für ähnlich bewegende Erfahrungen zu öffnen, wie nicht nur ich sie hatte; sondern all jene, denen ich das Zweihand-Schreiben in Hunderten von Seminaren sowie in praktisch all meinen Büchern, Online Produkten und persönlichen Beratungen empfohlen habe.

Dieses Spiel erweist sich übrigens auch dann als nützlich, wenn du Ergebnisse, die du mit anderen Techniken herausgefunden hast, hinterfragen und verifizieren möchtest; daher erlaube ich mir, dich auch immer wieder daran zu erinnern.

„Dialog der Hände"

Stimme dich auf diese Technik ein, indem du dich aufrichtest und einige tiefe Atemzüge nimmst – möglichst im 5 zu 3 Rhythmus, also jeweils 5 Herzschläge lang ausatmest, aber nur 3 Herzschläge lang einatmest –; dabei lass dir im Stirnhirn ein Licht aufgehen und lächle!

Eventuell kannst du auch eine Hand auf deine Stirn und eine auf den Hinterkopf legen, um dein Stirnhirn einzuschalten und deine beiden Gehirnhälften zu aktivieren.

Dann schreibe mit deiner rechten Hand einen Brief an dein Gegenüber und lass dieses dir über deine linke Hand antworten.

Als Gegenüber kann dir jede noch lebende oder bereits verstorbene Person dienen, von der du wichtige Einsichten zu deiner Persönlichkeit gewinnen kannst.

Du kannst den „Dialog der Hände" aber auch mit deinem Herzen spielen, das dir gern als Sprachrohr für deine Seele, dein Höheres Selbst oder deinen Göttlichen Anteils (wie auch immer du diese Instanz nennst) dient.

Aber du kannst damit auch deine Träume analysieren, indem du mit deiner Traumkraft oder deiner rechten Gehirnhälfte (aus der deine Träume ja stammen) kommunizierst – etwa um mehr über das in dir schlummernde Potenzial zu erfahren, das gern entfal-

tet werden möchte; und das sich dir in deinen Träumen offenbaren möchte.

Oder du kannst mit deinem weisen Selbst kommunizieren, also mit deiner eigenen Zukunfts-Version – versuche es einfach, auch wenn du zweifelst und höchst skeptisch bist!

Ebenso kannst du mit deinem inneren Kind kommunizieren, das oft einen viel direkteren Draht zu deiner Seele hat und dir daher wertvolle Einsichten schenken wird.

Und wenn du das Gefühl hast, dir selbst im Weg zu stehen und dich in der Entfaltung deines Potenzials zu blockieren, dann empfehle ich dir, mit deinem inneren Saboteur oder Schweinehund zu verhandeln; damit er dir etwas mehr Eigenwirksamkeit erlaubt.

Aber du kannst auch mit anderen Persönlichkeits-Anteilen kommunizieren: deinem inneren Kritiker, deinem inneren Antreiber, deinem kreativen Anteil, deiner inneren Frau oder deinem inneren Mann...

Und am wichtigsten scheint mir der Dialog mit deiner Seele – frage sie und lass sie dir über deine linke Hand antworten!

Welche Teile meines Potenzials möchtest du, meine Seele, mir offenbaren?

Welche Wünsche hast du für mich?

Welche Ziele soll ich jetzt anpeilen?

Welche Visionen gilt es zu verwirklichen?

Was ist laut meinem Seelenplan jetzt aktuell?

Welchen Erfolgsweg wünschst du dir von mir und für mich?

Du und deine weise Instanz

Sehr wertvoll ist auch dieses Spiel, für das du allerdings die nötige geistige Offenheit brauchst, um dich zumindest vorübergehend aus dem Konzept linearer Zeit zu befreien.

Bist du bereit, dein zukünftiges Selbst zu besuchen?

Um einen kleinen Blick in deine zukünftige Entwicklung zu werfen?

Und deinen Seelenweg etwas klarer zu erkennen?

Dann kommuniziere mit deiner weisen Instanz!

Mir ist schon klar, dass sich deine linke Gehirnhälfte dagegen wehren wird...

Deine rechte Hemisphäre hingegen wird sich gern einbringen, weil sie zeitungebunden und offen ist für solche geistigen Abenteuer – daher eignet sich der „Dialog der Hände" auch so gut dafür.

Da ich dieses Spiel schon in zahlreichen Seminaren mit meinen Gruppen zelebriert habe, blicke ich auf viele erstaunliche und oft auch amüsante Erfahrungen zurück.

Besonders schmunzeln lässt mich die Erinnerung an die Reaktion eines jungen Technikers, der damals trotz all seiner Skepsis großartige Einsichten gewonnen hat.

Und damit hat er sich nicht nur selbst überrascht; sondern auch in einen amüsanten Zwiespalt manövriert.

Denn obwohl er mir gern beweisen wollte, dass meine Empfehlung Unsinn sei, musste er etwas verlegen zugeben, dass sie ihm durchaus wertvolle Einsichten geschenkt hätte.

Das könne überhaupt nicht wahr sein – so etwas wäre doch nicht möglich – das sei einfach unfassbar!

So in etwa waren seine Worte; allerdings rief er sie mit leuchtenden Augen angesichts seiner überraschend poetischen und – wie er uns verblüfft gestand – durchaus wertvollen verbalen Ergüsse.

Diese und viele andere Erfahrungen mit dieser Technik machen mich zuversichtlich, dass auch du interessante Einsichten in dein eigenes Wesen gewinnen wirst – also sei offen und lass dich überraschen!

Stell dir also vor, du könntest die Zeit vordrehen und nun einen anregenden Austausch mit deiner weisen Alten oder deinem weisen Alten – also dir selbst im Alter von siebzig oder achtzig Jahren – pflegen und von deiner inneren Weisheit profitieren.

Dazu schreibe deiner weisen Instanz mit deiner rechten Hand und stell ihr alle Fragen, die du auf dem Herzen hast!

Und dann wechsle dein Schreibgerät in die linke Hand und lass deinen klugen inneren Ratgeber dir über diesen Weg antworten!

Auch wenn es diesen Teil deiner Persönlichkeit aus Sicht deiner linken Gehirnhälfte noch gar nicht gibt, wirst du sehen, dass du mit deiner linken Hand dennoch Zugang dazu findest.

Und die Impulse, die du auf diese Weise bekommst, werden dich neben ihrer erstaunlichen Brisanz eine wohltuende Weisheit spüren lassen.

Du kannst dir das auch so vorstellen, dass eines Tages das „Göttliche Telefon" läutet – eine Verbindung, die nicht an das lineare Zeitkonzept gebunden ist; und als du abhebst, meldet sich am anderen Ende eine fremde und doch irgendwie vertraute Stimme und sagt:

„Hier sprichst du selbst im Alter von achtzig Jahren."

Und dann kannst du sagen:

„Diesen Anruf habe ich erwartet…

Was möchtest du mir sagen?

Was soll ich in der aktuellen Situation meines Lebens wissen?

Welches Potenzial schlummert noch in mir und wartet darauf, entfaltet zu werden?"

Und dann lausche…

Oder noch besser: lass deine linke Hand schreiben!

Trapez Metapher

Vor längerer Zeit ist mir eine interessante Metapher in die Hände gefallen, die ich hier mit dir teilen möchte, weil du damit Bereiche deines Lebens identifizieren kannst, in denen du noch „feststeckst"; aber auch solche, durch die Bewegung in dein Leben kommen kann.

Sieh ein Team von Trapezkünstlern vor dir und erkenne, wie wichtig es ist, dass sie jeweils im richtigen Augenblick ihren Griff loslassen, um ihrem Gegenüber entgegen zu fliegen; oder wie sie den sicheren Stand auf ihrem Plateau verlassen müssen, um von ihrem Gegenüber im Sprung aufgefangen zu werden.

Nütze diese Analogie und spiele mit folgenden Beschreibungen, um zu erkennen, wo du noch „festhältst".

Aber du kannst auch leicht herausfinden, wie du „deinen alten Trapezgriff loslassen" kannst, um dich zu einer authentischeren, lebendigeren und leidenschaftlicheren Version von dir selbst vorwärts zu schwingen.

Dazu brauchst du nichts zu analysieren, sondern einfach das niederzuschreiben, was aus dir herauskommen will.

Frage dich jeweils – und beantworte wieder mit beiden Händen:

Wo sind die Orte, an denen ich in Bewegung kommen und wachsen kann?

Wo wartet die positive, lebensbejahende Veränderung, die mich ruft?

Und zwar in deinem eigenen persönlichen inneren Leben und deiner Beziehung zu dir:

Was bedeutet hier das Festhalten?

Welche Wesensarten hindern mich am Fliegen?

Was ist die alte Falle?

Wie sähe hier das Loslassen aus?

Was muss geschehen, damit ich fliegen kann?

Wie sieht das Trapez von morgen aus?

Das ist das, von dem dein Herz dir sagt, dass du es sein kannst.

Welchen konkreten Schritt will ich in den nächsten 3 Monaten tun?

Aber auch in deinen (Liebes)-Beziehungen:

Was bedeutet hier das Festhalten?

Auf welche unbefriedigende Art und Weise handle ich in meinen Beziehungen?

Wie sähe hier das Loslassen aus?

Wie könnte ich anders reagieren und handeln?

Wie sieht das Trapez von morgen aus?

Welche neue Wesensart könnte ich in meinen Beziehungen an den Tag legen, bei der beide gewinnen?

Welchen konkreten Schritt will ich in den nächsten drei Monaten tun?

Lass dieses Spiel in deiner Vorstellung in dir nachwirken und nimm das, was du dabei – mit beiden Händen – notiert hast, nach einer Weile wieder zur Hand, um neuerlich darüber zu reflektieren ...

Du und dein Lebenshaus

Nun möchte ich deine Phantasie und deine Vorstellungskraft noch etwas mehr aus der Reserve locken – mit einem Spiel, das schon vielen Menschen tolle Erkenntnisse und Einsichten geschenkt hat.

Abraham Maslow war es, der den Begriff „Selbstverwirklichung" geprägt hat; und im Wesentlichen geht es dabei darum, das in uns angelegte Potenzial zu erkennen und dann auch zu entfalten: möglichst organisch, im richtigen Tempo und weitgehend in Eintracht mit unserer Seele.

Und zu diesem Potenzial habe ich ein eingängiges Bild, mit dem zu spielen ich dir ans Herz legen möchte.

Beginne damit, dich zu fragen – und vergiss bitte nicht, auch hier beide Hände miteinzubeziehen:

Welches Potenzial habe ich bereits entfaltet?

Welche Gaben, Fähigkeiten, Stärken und Talente habe ich bereits verwirklicht?

Aber frage dich auch:

Welches Potenzial verlangt in meiner aktuellen Lebensphase nach Entfaltung und Verwirklichung?

Welches Talent möchte jetzt verwirklicht werden?

Welche Stärke möchte an den Tag gelegt werden?

Welche Fähigkeit als Geschenk an die Welt dargebracht werden?

Lass dir Zeit für das Spiel mit diesen prozess-orientierten Fragen und dann gestalte **dein Lebenshaus**!

Stell dir vor, du bekommst zur deiner Geburt einen Schlüssel in die Hand – den Schlüssel zu deinem Lebenshaus.

Dieses Haus symbolisiert dein gesamtes menschliches Potenzial – repräsentiert durch die verschiedenen Räume.

Und nun ist es deine Lebensaufgabe, dein Lebenshaus nach und nach in Besitz zu nehmen und mit Leben zu erfüllen – zuerst in einer Zeichnung oder einem Modell; und dann auch in der Realität.

Überlege:

- *Wie könnte mein Lebenshaus gestaltet sein?*
- *Wie stehen die verschiedenen Räume zueinander in Beziehung?*
- *Wie sind sie gebaut und eingerichtet?*
- *In welchen Farben / mit welchen Accessoires?*
- *Was gibt es da alles zu entdecken?*

Aber überlege auch all das, was du dir für dein Leben wünschst:

- *Welche Lebensbereiche sind mir besonders wesentlich?*
- *Was möchte ich aktiver gestalten und weiter ausbauen?*
- *Welchen Themen möchte ich in meinem Alltag mehr Raum geben, mehr Bewusstheit schenken?*

Und dann übertrage diese Einsichten in dein Lebenshaus.

Vielleicht gilt es, den einen oder anderen Raum zu erweitern, umzugestalten?

Möchtest du nun eine Zeichnung oder ein Modell deines Lebenshauses anfertigen?

Und dann immer wieder aufs Neue damit spielen?

Und es eventuell auch immer wieder zu verändern und zu erweitern, um es an dein Wachstum anzupassen?

Hier sind einige Beispiele zur Inspiration, die dich aber keineswegs in deiner Kreativität einschränken, sondern bloß anregen sollen; denn wichtig sind vor allem deine eigenen Ideen und Assoziationen, zu denen ich dich nur anregen möchte.

So könnten **Eingangsbereich** und **Vorraum** die Art symbolisieren, wie du dich anderen präsentierst und sie in deinem Leben empfängst.

Die **Küche** könnte für die Art stehen, wie du rohe Energien in Bekömmliches, Verwertbares umwandelst.

Dein **Wohnbereich** könnte versinnbildlichen, wie du leben möchtest und was dir dabei alles wichtig ist.

Dein **Schlafbereich** könnte dir zeigen, was du mit Ruhe und Regeneration verbindest; aber vielleicht auch mit Liebe.

*Oder hast du dafür einen eigenen **Liebesraum**?*

Deine **Bibliothek** könnte dir deinen Umgang mit Wissen und Weiterbildung zeigen.

Deine **Sanitärräume** könnten für Reinigung, Läuterung und Befreiung von Schlacken stehen.

Dein **WC** könnte der Bereich sein, in dem du loslässt.

Wie wichtig ist dir dieser?

*Brauchst du einen **Abstellraum**?*

*Einen **Dachboden**?*

*Einen **Fitness-Raum**, der für körperliche Ertüchtigung steht und für die Art, wie du dich um die Einsatz- und Widerstandsfähigkeit deines Körpers kümmerst?*

Dein **Keller** könnte der Ort sein, an dem noch schlummernde Potenziale aufbewahrt sind; aber vielleicht auch Unbewusstes auf Entdeckung wartet.

*Hast du auch eine **Dachterrasse**?*

*Und einen **Wintergarten**?*

*Oder gibt es einen **Garten**?*

Was noch alles?

Dieses Lebenshaus soll mit dir mitwachsen, sich weiterentwickeln und möglichst flexibel an deine neuen Anforderungen anpassen – dazu empfehle ich dir, immer wieder einmal für eine Weile innezuhalten, um einen Blick auf deine Zeichnung oder dein Modell zu werfen.

Betrachte dein Elaborat, fühle dich hinein und nimm wahr, ob sich noch alles stimmig anfühlt und in Resonanz mit deiner Seele schwingt – trachte immer wieder danach, zufrieden zu sein mit dem aktuellen Stand; aber überlege dennoch, welche weiteren „**Umbaumaßnahmen**" eventuell wichtig wären, um dich für den nächsten Schritt in Richtung deiner Selbstverwirklichung zu öffnen.

In solchen Augenblicken des Innehaltens mag es auch hilfreich sein, dich zu hinterfragen, ob und wenn ja, wo du dir selbst im Wege stehst und dein Potenzial verleugnest, dich also in deiner Entfaltung einschränkst…

Da mir dieses „Innehalten am Weg" so wichtig scheint, habe ich auch dazu ein Praktikum gestaltet.

Also wobei stehst du dir selbst im Weg?

Mit welchen einengenden Glaubenssätzen schränkst du deine Weiterentwicklung ein?

Ist dir klar, woher diese Glaubenssätze stammen?

Du und die Stelle auf Wolke-Sieben

Hast du Lust, dich aus deinen einengenden Glaubenssätzen zu befreien und deine Fesseln zu sprengen?

Dann könnte dir das nächste Spiel dabei helfen – also schalte deinen Humor ein, erlaube dir das eine oder andere Schmunzeln oder gar Lachen; spiele es mit einem Augenzwinkern und lass dich von den wertvollen Einsichten in dich selbst überraschen!

Wenn ich dieses Spiel in meinen Seminaren anbiete, dann gibt es anfangs immer leichte Ratlosigkeit und Verlegenheit; aber bald ist der Bann gebrochen, weil die inneren Kinder große Freude daran haben – und das Ergebnis ist praktisch immer hilfreich; also lass auch du dich darauf ein!

Stell dir vor, auf „Wolke-Sieben" wäre eine Stelle frei geworden und würde neu ausgeschrieben; und weil du im Himmel einen großen Gutpunkt hast und der himmlische Personalchef (oder die Chefin ☺) möchte, dass du diese Stelle bekommst, soll diese genau auf dich zugeschnitten werden.

Dazu sollst du nun – so hieß es aus dem Himmel – dein Bewerbungsschreiben verfassen, in dem du dich in deiner absoluten Ideal-Version beschreibst.

Wenn dir dieses himmlische Bild nicht gefällt, kannst du dabei ja auch an einen Fremden (vielleicht an einen Alien, der dir einen Job am Mars oder auf der Venus anbietet ☺) denken, der dich noch nicht kennt; und der dich natürlich in deinem besten Licht sehen soll.

Ich finde allerdings die Wolke-Sieben-Version sinnvoller, weil sie dir absolut keine Grenzen setzt; weil im Himmel doch alles möglich ist.

Also darfst du bei dieser speziellen Bewerbung jegliche Grenzen (in deinem Kopf) sprengen; und dich dann auch fragen, wo du aktuell auf dem Weg zur Realisierung dieser Ideal-Version stehst.

Dazu frage dich:

Was von all dem Beschriebenen habe ich bereits verwirklicht?

Und was fehlt noch?

Was möchte gerade in die Verwirklichung gehen?

Wie kann mir das gelingen?

Und lass dir die Erfahrung im Zweihand-Schreiben nicht entgehen, denn auch hier wird dir deine linke Hand spannende neue Einsichten gewähren.

Also schreibe dieses Bewerbungsschreiben zuerst mit deiner rechten Schreibhand; und dann – entweder gleich darauf oder erst einige Tage später – mit deiner linken Hand!

Welche neuen Einsichten hast du gewonnen?

Und vergiss dabei nicht zu schmunzeln ☺.

Du und dein Akrostichon

Nun habe ich zwei Techniken für dich, die einerseits deinen Sprachschatz fordern und fördern; andererseits auch deine Assoziationskräfte beleben.

Kennst du das Akrostichon?

Der Begriff „Akrostichon" kommt aus dem Griechischen und setzt sich aus „akros" = Spitze und „stichos" = Zeile zusammen.

Mit diesem Wort-Spiel kannst du nicht nur Begriffe und Konzepte näher durchleuchten, sondern auch dich selbst und andere besser kennenlernen – und auch dabei empfehle ich dir, deine linke Hand mit einzubeziehen; denn sie wird dir Begriffe anbieten, die dir deine rechte Hand nicht verrät.

Beginne damit, all deine Namen (auch Mädchennamen und geläufige Kosenamen) untereinander zu schreiben; und dann finde zu jedem Buchstaben einen Begriff, der dich beschreibt – das kann eine Eigenschaft sein; irgendetwas, was du bist, kannst oder weißt; eine Leistung, die du erbracht hast; was auch immer dir zu dir einfällt; vielleicht auch eine kleine Marotte ☺.

Du kannst dazu auch andere Menschen in deinem Umfeld nach ihren Assoziationen zu dir befragen, um möglichst viele Begriffe zu sammeln – das ist besonders spannend, weil es Begriffe geben wird, die du von verschiedenen Seiten hören wirst; aber es wird auch solche geben, die nur von einer Person kommen.

Erlaube dir dabei, dich über so manches Aha-Erlebnis zu wundern!

An einem praktischen Beispiel möchte ich dir zeigen, wie das funktioniert; und in welch unterschiedliche Richtungen dich ein und derselbe Buchstabe leiten kann.

Vielleicht kennst du zwei Menschen mit demselben Namen, die sich jedoch in ihrer Persönlichkeit unterscheiden: der eine PAUL ist vielleicht:

P – *penibel, perfektionistisch, pedantisch ...*

A – *aufmerksam, auf Benimm bedacht, andächtig ...*

U – *unflexibel, ungesellig, unterwürfig ...*

L – *leidend, lieblos, lästernd ...*

der andere kann ganz andere Attribute haben:

P – *Pascha, prachtliebend, Professor ...*

A – *aufbrausend, anschmiegsam, anhänglich ...*

U – *unterhaltsame Ulknudel, unkonventionell ...*

L – *liebevoll, lüstern, Langläufer ...*

Allein diese beiden unterschiedlichen Beschreibungen zu ein und demselben Namen charakterisieren die jeweilige Person doch recht treffend, obwohl dieser Name ja nicht besonders lang ist.

Die Begriffe, die du gefunden hast, kannst du übrigens mit einem weiteren Akrostichon durchleuchten.

Wie sieht dein persönliches Akrostichon aus?

Und welche Aha-Erlebnisse schenkt es dir?

Welche neuen Bewusstseinsräume eröffnet es dir?

Verrät es dir beispielsweise Anlagen, die du noch entfalten solltest?

Talente und Stärken, die es in Besitz zu nehmen gilt?

Vielleicht auch die eine oder andere Schwäche, die du überwinden solltest?

Du und dein Oxymoron

Dieses Spiel mit Worten scheint mir generell wertvoll zu sein, besonders aber für Scanner Persönlichkeiten, die oft besonders viele Widersprüche in sich vereinen – auf diese Anlage kommen wir etwas später zurück.

Sind es nicht genau die Ambivalenzen in uns, die uns interessant machen?

Hermann Hesse sagte:

„Jedes Leben wird ja erst durch Spaltung und Widerspruch reich und blühend!"

Und dem auf den Grund zu gehen, helfen uns unsere Oxymora.

Ein Oxymoron ist eine Wortkombination, die zwei Gegensätze in sich vereint. So kann es eine in sich ambivalente Person mit deren widersprüchlichen Eigenschaften beschreiben.

Im Grunde vereinen wir alle mehr oder weniger starke Gegensätze in uns; jedoch werden das umso mehr sein, je komplexer unsere Persönlichkeit ist. Umso interessanter ist sie in meinen Augen aber auch.

Allerdings meine ich, dass wir umso mehr aus unserer Vielschichtigkeit profitieren können, je bewusster wir uns unserer inneren Ambivalenzen sind; denn umso eher können wir das daraus resultierende vielseitige Potenzial auch umsetzen.

Wenn wir mit den Begriffspaaren der Oxymora spielen, die uns kennzeichnen, bringen wir auch teilweise widersprüchliche Anlagen und Fähigkeiten „unter einen Hut" und finden ein gesundes Gleichgewicht, um uns für jene Gelegenheiten und äußeren Umstände zu öffnen, wo wir sie am besten nützen können.

Erstelle eine Liste deiner ausgeprägten Eigenschaften und Merkmale – sowohl die aus deiner Sicht positiven, als auch jene, die du lieber unter den Teppich kehren würdest. All das bist du – und du bist gut und richtig so!

Eventuell kannst du auch einige andere Personen, die dich gut kennen, nach deinen typischen Charakteristika fragen.

Dann finde zu jeder einzelnen Eigenschaft den entsprechen Gegensatz – oder auch mehrere gegensätzliche Begriffe – und notiere diese jeweils neben der primären Eigenschaft.

Wenn die ursprüngliche Eigenschaft oder auch der Gegensatz eher negativ und abwertend ist, finde eine ebenso passende, jedoch positive und dennoch stimmige Umschreibung.

Dann überlege, ob einige der neuen Begriffe nicht vielleicht deine verleugneten oder (noch) wenig entwickelten Teilpersönlichkeiten beschreiben; also deinen „hellen Schatten" – und frage dich, welchen Vorteil es hätte, diese neu entdeckten gegenteiligen Eigenschaften (weiter) zu entwickeln.

Bei all dem achte auf gegensätzliche Begriffe, die auf mögliche innere Konflikte hindeuten, die dir bisher möglicherweise noch gar nicht bewusst waren.

Diese inneren Polaritäten musst du nicht beseitigen oder zu perfekter Harmonie führen. Sondern es geht darum, dir ihrer bewusst zu werden und dann beide Seiten als integrierende Bestandteile deiner Persönlichkeit auch in ihrer Widersprüchlichkeit anzunehmen.

Denn erst dann kannst du sie bewusst für dich nützen, indem du sie jeweils dort einsetzt, wo sie wertvoll sind.

Hier sind einige Beispiele zur Verdeutlichung:

Primäreigenschaft: „fleißig" => „faul" – aber dieser Begriff ist eher negativ. Ebenso passend, aber positiver klingen doch „gemütlich", „gemächlich" wie Balu, der Bär aus dem Dschungelbuch ☺.

Primäreigenschaft: „humorvoll" => „humorlos" – das klingt nicht gut. Ebenso passend, aber positiver: „ernsthaft", „tiefgründig".

Primäreigenschaft: „ehrgeizig" => „ambitionslos" – klingt nicht gut. Ebenso passend, aber positiver klingen doch „zufrieden", „gelassen".

Primäreigenschaft: „großzügig" => „geizig" – klingt nicht gut. Ebenso passend, aber positiver klingen doch „sparsam", „preisbewusst".

Primäreigenschaft: „flexibel" => „starr" – klingt nicht gut. Ebenso passend, aber positiver klingen doch „standhaft", „konsequent".

Primäreigenschaft: „altruistisch" => „egoistisch" – klingt nicht so gut. Positiver und doch passend klingen „selbstbezogen", „selbstliebend".

Primäreigenschaft: „schweigsam" => „geschwätzig" – klingt nicht gut. Positiver und dennoch passend klingen „eloquent", „kommunikativ".

Primäreigenschaft: „mutig" => „ängstlich" – klingt nicht gut. Ebenso passend, aber positiver klingen doch „vorsichtig", „abwägend".

Primäreigenschaft: „schlank" => „dick" – klingt gar nicht gut. Ebenso passend, aber positiver klingen doch „weichschlank", „weiblichschlank", „mollig", „rubensisch" ☺ ...

Und hier sind noch einige (für HSP und Scanner typische) Oxymora – wobei die jeweilige Geschlechtszuordnung bedeutungslos ist:

* der egoistische Helfer

* die extravertierte Einsiedlerin
* der Geborgenheit suchende Freiheitsdurstige
* die ernste Komikerin
* der großzügige Sparmeister
* die ordentliche Kreative
* der reiselustige Einsiedlerkrebs
* der bequeme Sportler
* die hingabefähige Chefin
* der schüchterne Eroberer
* die wasserscheue Schwimmerin
* der soziale Eremit
* die neugierige Geheimnisträgerin
* der gelassene Ehrgeizige
* die sinnliche Asketin
* der eloquente Schweiger…

Erkennst du dich in dem einen oder anderen Beispiel wieder?

Und hast du weitere spannende gefunden?

Kannst du dich in diesen inneren Ambivalenzen nicht nur erkennen, sondern auch anerkennen?

Du und deine Intelligenzen

Auch die nächste Empfehlung wird dir helfen, dich noch etwas besser kennenzulernen.

Anders als früher angenommen, geht man heute davon aus, dass es verschiedene Arten von Intelligenz gibt: physische, emotionale, intellektuelle, soziale, begriffliche, intuitive, imaginative, spirituelle, musische, organisatorische, analytische, Fährtensucher- oder Großstadtcleverness...

Wobei der rechten Gehirnhälfte die eher künstlerische, nichtlineare, weniger strukturierte Intelligenz zugeordnet wird; während die eher strukturierte, lineare, mathematische, logische, technische, verbale Intelligenz mit der linken Gehirnhälfte assoziiert wird.

Jede Form von Intelligenz besitzt ihre speziellen Nischen, und in jeder Art von Intelligenz steckt ein Hinweis auf die Bestimmung, mit der wir geboren wurden.

Wir alle haben unsere besonderen Gaben, die wir oft selbst am wenigsten erkennen – teilweise aus mangelndem Selbstwertgefühl, vor allem aber, weil wir tagtäglich mit unserer Genialität leben und sie uns deshalb „normal" erscheint.

Mach dich also auf die Suche nach deinen Intelligenzen!

Denke zuerst über die verschiedenen Arten von Intelligenz nach, die ich hier erwähnt habe – und vielleicht fallen dir noch andere ein...

Dann frage dich, welche Formen von Intelligenz du bei dir finden kannst – und in welcher Kombination.

Dazu ist es hilfreich, dich daran zu erinnern, welche Tätigkeiten du als Kind besonders gemocht hast: in der Natur herumtollen, lesen, Geschichten erfinden, mit Tieren spielen, dich verkleiden, Dinge auseinan-

dernehmen, um zu sehen, wie sie funktionieren, Sport, Musik...

Deine natürliche Begabung und einzigartige Intelligenz liegen auf jenen Interessensgebieten, zu denen du dich schon früh im Leben hingezogen fühltest, weil dich damals dein innerer Kompass hingeführt hat – darauf kannst du vertrauen!

Im nächsten Schritt frage dich, was du besonders gut kannst – und was du wirklich gern tust.

Nachdem du eine Liste dieser Tätigkeiten erstellt hast, suche die Gemeinsamkeit, die sie verbindet.

Auf diese Weise lass dich zu deiner einzigartigen Intelligenz – jedenfalls eine Kombination verschiedener Formen – führen!

Interessant ist auch die Frage, wie du auf diesen für dich interessanten Gebieten von anderen ermuntert und belohnt wurdest...

Oder aber entmutigt und herabgesetzt...

Und was das jeweils mit dir gemacht hat...

Du und deine Wertvorstellungen

Auf deiner Selbsterkenntnis-Reise sind auch deine Ideale und Wertvorstellungen interessant, daher möchte ich dir ans Herz legen, dir einmal Zeit zu nehmen, dir darüber klar zu werden.

Hier sind einige Beispiele zur Inspiration:

Welche sind dir besonders wichtig?

Mit welchen kannst du dich identifizieren?

- Abenteuer
- Achtung
- Anstand
- Aufmerksamkeit
- Begeisterungsfähigkeit
- Bescheidenheit
- Beziehungsfähigkeit
- Bildung
- Brüderlichkeit
- Dankbarkeit
- Demut
- Dienen
- Effizienz
- Ehrlichkeit
- Empathie
- Empfänglichkeit
- Empfindungstiefe

- Familie
- Fleiß
- Freiheit
- Freude
- Freundlichkeit
- Freundschaft
- Frieden
- Führungsqualität
- Geborgenheit
- Gemeinschaft
- Gerechtigkeit
- Gesundheit
- Glück
- Gott
- Großzügigkeit
- Harmonie
- Hingabe
- Humor
- Individualität
- Integrität
- Intellekt
- Intimität
- Konsequenz
- Kreativität
- Lebendigkeit

- Leidenschaft
- Leistung
- Liebe
- Macht
- Mut
- Nächstenliebe
- Neugierde
- Offenheit
- Patriotismus
- Positivität
- Respekt
- Schönheit
- Selbstachtung
- Selbstdisziplin
- Sicherheit
- Sinnesfreude
- Solidarität
- Spiritualität
- Spontaneität
- Stabilität
- Standhaftigkeit
- Stärke
- Stolz
- Toleranz
- Treue

- Unabhängigkeit
- Unterstützung
- Vergnügen
- Verlässlichkeit
- Vernunft
- Vertrauen
- Wachstum
- Wahrhaftigkeit
- Weisheit
- Wertschätzung
- Willenskraft
- Wissen
- Würde
- Zärtlichkeit
- Zufriedenheit…

Welche Werte sind für deine Lebensgestaltung besonders wichtig?

Welche Prinzipien führen in deinem Leben zu den positivsten Ergebnissen?

Drücke diese Leitgedanken ich in der „Ich bin"-Form aus:

„Ich bin kreativ, und das bringt mir im Leben …"

„Ich bin zufrieden, und das führt dazu, dass …"

„Ich bin spontan, und das hat zur Folge …"

„Ich bin wahrhaftig, und das hat bewirkt, dass ich …"

„Ich bin unabhängig, und das hat zur Folge, dass …"

„Ich bin treu, und das führt dazu, dass …"

„Ich bin leidenschaftlich, und das hat ..."
Im nächsten Schritt kannst du dich auch fragen:
Wie sehr halte ich mich an meine Wertvorstellungen?
Und wie fühlt es sich an, wenn es mir nicht gelingt?

Du und deine Teilpersönlichkeiten

Wir alle, auch wenn wir psychisch gesund sind, sind aus unterschiedlichen Persönlichkeitsanteilen zusammengesetzt – und sie zu kennen und in ihrem Wirken zu erkennen, ist wichtig, um ein ganzheitliches Bild von uns selbst zu gewinnen.

Teilpersönlichkeiten können zurückgebliebene, zuweilen entartete Ausdrucksformen der Archetypen positiver Lebensqualitäten sein.

So kann universales Erbarmen zu Selbstmitleid werden, Freude zu allzu überschwänglicher Verzückung, Frieden zu Trägheit, Intelligenz zu List, Humor zu Sarkasmus...

Aber natürlich ist auch der umgekehrte Prozess möglich, über den Bewusstseins-Inhalte aufgewertet und veredelt werden.

Wenn wir Teilpersönlichkeiten als rückgebildete Qualitäten ansehen, die zumindest potentiell in uns vorhanden sind, erkennen wir, dass sie der Umwandlung zugängliche psychische Inhalte sind; Rohentwürfe dessen, was sich in veredelter Form in uns verwirklichen kann.

So ist etwa die hyperaktive Teilpersönlichkeit eine Verzerrung des Archetyps Energie und kann ebenso in seine gesunde Form transformiert werden, wie der notorische Verführer, der die Verzerrung der Liebe in reinster Form darstellt; oder der Starrkopf, der Ausdruck entstellten Willens ist...

Wenn du dich mit deinen Teilpersönlichkeiten befasst, kannst du bisher verborgenes Potential enthüllen.

Wähle eine wichtige Eigenschaft oder Verhaltensweise, schließe die Augen und werde dir dieses Teils in dir bewusst, indem du ein Bild vor deinem geistigen Auge entstehen lässt, das diesen Teil darstellt. Das kann menschlich sein oder nicht.

Erlaube diesem Bild oder dieser Gestalt, ganz von selbst in dir aufzusteigen und lass dabei auch Veränderungen zu, die spontan kommen wollen – lass diese Gestalt dir verschiedene Aspekte von sich zeigen und tritt in Kontakt mit der Atmosphäre, die von ihr ausgeht.

Dann lass diese Gestalt über sich, ihre Gewohnheiten und Bedürfnisse sprechen und sich ausdrücken.

Eventuell stell ihr auch Fragen – auch wenn es sich um einen Gegenstand handelt, denn er stellt ja auch eine Teilpersönlichkeit dar, die mit einer eigenen Intelligenz ausgestattet ist.

Und gib dieser Teilpersönlichkeit einen passenden Namen, der dir später helfen kann, sie zu identifizieren – eventuell frage sie, mit welchem Namen du sie ansprechen sollst: Nörgler, Künstler, Brummbär, Wachhund, Skeptiker, Unsichere, Spinner, Besserwisser, Mondäne, Kritiker, Beschützer, Clown...

Dann öffne die Augen und notiere alles, was dir im Zusammenhang mit dieser Teilpersönlichkeit in den Sinn kommt: Eigenschaften, Gewohnheiten, Reaktionen, Besonderheiten...

Wenn du möchtest, kannst du diese Kommunikation auch schriftlich führen – also im **„Dialog der Hände"**, den ich dir bereits vorgestellt habe –; indem du mit deiner rechten (dominanten) Hand eine Frage schreibst, die du dieser Teilpersönlichkeit stellen möchtest und dann das Schreibgerät in deine linke Hand wechselst, um dieser zu erlauben, dir die Antwort der Teilpersönlichkeit zu geben.

Auf diese Weise kann sich auch ein **längerer Dialog** entwickeln, innerhalb dessen du eine Menge über die entsprechende Teilpersönlichkeit erfahren kannst – beende diesen Dialog jedenfalls mit einem:

„Danke schön für deine Bereitschaft, mir Auskunft zu geben!"

Die Arbeit mit deinen Teilpersönlichkeiten hilft dir:

> auch widersprüchliche Aspekte in dir selbst zu erkennen,

> dich aus der Kontrolle jener Kräfte zu befreien, die dich meist beherrschen,

> zur Bildung deiner Einheit beizutragen, indem du den Teilpersönlichkeiten gestattest, miteinander anstatt gegeneinander zu wirken,

> all deine Teilpersönlichkeiten zu ihrem höchsten Potential zu führen und dabei zu entdecken, dass jeder seelische Aspekt in sich selbst den Samen seiner eigenen Transformation trägt,

> eine Maske nach der anderen abzulösen und dich so mehr und mehr der Entdeckung deines darunter liegenden Kerns, deines wahren Selbst, zu nähern.

Auf diesem Selbstbefreiungs-Weg wünsche ich dir viele erhellende Aha-Erlebnisse und viel Erfolg!

Du und deine Beziehungen

Deine Beziehungen können dich eine Menge über dich selbst lehren, wenn du sie in ihrer wertvollen Spiegelfunktion erkennst und dann auch tatsächlich nützt.

Andere kannst du kaum je ändern, aber das, was sie dir spiegeln, kannst du – wenn es dir nicht gefällt – ändern; denn dich selbst kannst du transformieren.

Schreibe eine **Liste aller Menschen**, in deren Gegenwart du dich **geschätzt, geliebt, fähig, groß gemacht, anerkannt, voller Energie und Vitalität** fühlst.

Und eine ebensolche all **jener**, in deren Gegenwart du dich **niedergeschlagen, unterdrückt, klein gemacht, ungeliebt und nicht anerkannt** fühlst.

Und frage dich jeweils:

„Was wollte ich ursprünglich von diesem Menschen?"

Und welcher Unterschied in meiner Einstellung diesen beiden Gruppen von Menschen gegenüber bewirkt, dass sich die einen im Zusammensein mit mir anders verhalten als die anderen?

Dann überlege:

Welche idealen Qualitäten hätte ich gern in meinen wichtigsten Beziehungen?

Welche sind mir besonders wichtig?

Im nächsten Schritt erstelle eine **Liste** all dessen, was dich **an anderen am meisten stört**.

Und dann frage dich bei jedem Punkt, ob du diese **Eigenschaft** nicht **auch** (vielleicht in abgeschwächter Form) **in dir** finden kannst.

Wenn dies der Fall ist, **vergib es dir**; und sei der anderen Person **dankbar** dafür, dass sie deine Aufmerksamkeit darauf lenkt, was du dir selbst **vergeben** solltest und woran du **liebevoll arbeiten** kannst!

Aber frage dich auch:

Was bewundere ich an anderen am meisten?

Dann suche **diese Eigenschaften auch in dir** und erlaube ihnen, sich zu **entfalten**!

Dazu **visualisiere** dich in einer **Situation**, in der dir die **entsprechende Eigenschaft jeweils nützen könnte** und sieh und erlebe dich im **idealen Ausdruck** dieser neu entwickelten Stärke.

Wie fühle ich mich selbst dabei?

Und wie reagiert meine Umwelt auf mich?

Wo und wie gebrauchst du die Entschuldigung, andere Menschen seien schwierig, um zu vermeiden, die Verantwortung für dein eigenes Leben zu übernehmen und dafür, das zu tun, was du tun möchtest?

Und zuletzt frage dich:

Zeige ich anderen meine Anerkennung und meine Liebe?

Lasse ich Intimität und Nähe zu?

In welchen Beziehungen gelingt mir dies?

Und in welchen habe ich diesbezüglich Schwierigkeiten?

Wie könnte ich das ändern?

Was könnte mir dabei helfen?

Und lass all diese Fragen in dir nachwirken...

Du und deine Spiegelungen

Hier ist eine kleine Zusammenstellung möglicher Spiegelungen zur Inspiration – wie du siehst, sind nicht alle negativ und schmerzhaft.

Und das ist wichtig, denn solche Spiegelungen sind durchaus auch dazu angetan, dir deine – vielleicht noch verborgenen – Perlen bewusst zu machen.

Spiele damit und achte darauf, in welchen du dich wiederfinden kannst:

Wenn andere mich kritisieren und verurteilen, deutet das darauf hin, dass auch ich mich selbst kritisiere oder verurteile.

Wenn andere mich verletzen, werde ich mich wohl auch selbst verletzen.

Wenn andere mich klein machen, dann habe wohl auch ich die Tendenz, mich kleiner zu machen, als ich in Wahrheit bin.

Wenn andere mich belügen, belüge ich mich sicherlich auch selbst.

Wenn andere mir gegenüber kleinlich sind, behandle auch ich mich so.

Wenn andere mir gegenüber unverantwortlich sind, handle auch ich unverantwortlich mir selbst gegenüber.

Wenn andere mich betrügen, dann betrüge ich mich auch selbst – und dann glaube ich, das verdient zu haben.

Wenn andere mich zurückweisen, dann habe wohl auch ich die Tendenz, mich und meine Ansprüche zurückzuweisen.

Wenn andere mich lieben, zeigt mir dies, dass auch ich mich liebe.

Wenn andere mich respektieren, respektiere ich mich wohl auch selbst.

Wenn andere mir vertrauen, werde ich mir auch selbst vertrauen.

Wenn andere mich ehrlich behandeln, heißt das, dass auch ich mir selbst gegenüber ehrlich bin.

Wenn andere mich nachsichtig behandeln, werde auch ich mir selbst gegenüber nachsichtig sein.

Wenn andere mir Verständnis entgegen bringen, deutet dies darauf hin, dass auch ich mich verständnisvoll behandle.

Wenn andere mir Anerkennung schenken, schenke auch ich mir Anerkennung.

Wenn andere mich schätzen, schätze ich mich wohl auch selbst.

Wenn andere mich ermutigen, dann werde ich das wohl auch selbst mit mir tun.

Wenn andere mich groß machen, dann sehe auch ich mich in meiner wahren Größe.

Wenn andere sich an mir erfreuen, erfreue auch ich mich an mir selbst.

Wenn andere großzügig sind zu mir, dann bin wohl auch ich es.

Welche Spiegelungen hast du in deinem Leben als solche erkannt?

Und was ist die Konsequenz daraus?

Du und die Welt

Aber nicht nur andere können dir als Spiegel dienen, sondern auch die Welt – also öffne dich für das eine oder andere Aha-Erlebnis und frage dich:

Welches gesellschaftliche Problem – in meinem Umkreis oder weltweit – beschäftigt mich besonders?

Spiegelt sich darin etwas aus meinem Innenleben wider?

Dazu stell dir vor, wie alle **Beteiligten des betreffenden Dramas Teile deiner eigenen Persönlichkeit repräsentieren** und frage dich, **was geschehen müsste**, damit das betreffende **Problem gelöst** werden kann:

⊗ *Belasten dich beispielsweise die unmenschlichen Verhältnisse in Gefängnissen?*

Dann frage dich, **welcher Teil von dir sich eingesperrt fühlt**, und wer in dir die diesen Persönlichkeitsanteil **verachtende Gesellschaft** repräsentiert.

Aber auch wie du deinen **inneren Gefangenen resozialisieren** könntest.

⊗ *Oder belasten dich Armut und Obdachlosigkeit?*

Dann frage dich, **wer in dir sich heimatlos und arm** fühlt.

Und wie du besser für die **Bedürfnisse dieser Teilpersönlichkeit sorgen** könntest.

⊗ *Belastet dich besonders, dass unsere natürlichen Ressourcen achtlos verbraucht werden?*

Dann frage dich, **welcher Aspekt** in dir (zu) hochentwickelt ist und den größten Teil deiner inneren **Ressourcen verbraucht**.

Und wie du hier ein **inneres Gleichgewicht** erreichen könntest.

⊗ *Oder belastet dich, wie Kriminelle oft ungescholten bleiben und ihre Opfer im Leid alleingelassen werden?*

Dann frage dich, **welche deiner Teilpersönlichkeiten** ungestraft „**rauben**" oder „**morden**" und wer in dir sich als **Opfer** fühlt.

Und was du tun kannst, um dem inneren „Morden" oder „Rauben" **Einhalt** zu gebieten und die eigene **Opferrolle aufzugeben**.

⊗ *Stört es dich, wie Budgetmittel vergeudet werden?*

Dann frage dich, wer in dir die **verantwortliche Regierung** stellt und welche Persönlichkeitsanteile sich als **steuer-zahlendes (also energie-bereitstellendes) Volk** ausgenützt fühlt.

Und was du tun kannst, um hier einen **Ausgleich** zu schaffen.

Halte dir immer wieder vor Augen, dass die Dinge in der äußeren Welt, auf die du besonders emotional reagierst, in engem Zusammenhang mit deinen persönlichen Problemen stehen.

Und dass du damit zur Heilung weltweiter Probleme beiträgst, wenn du deine persönlichen Konflikte heilst.

Du und deine Abhängigkeiten

Abhängigkeiten sind Erwartungen, die du an das Leben hast und an deren Erfüllung du dein Glück und deine Zufriedenheit knüpfst.

Um dich daraus zu befreien, beginne damit, eine Liste aller Abhängigkeiten zu erstellen, die du an dir selbst wahrnehmen kannst.

Wenn du den Eindruck hast, kaum oder keine Abhängigkeiten bei dir selbst erkennen zu können, mag es hilfreich sein, Abhängigkeiten anderer Personen, die dir besonders auffallen, danach zu hinterfragen, ob sie dich nicht doch auch bis zu einem gewissen Grad selbst betreffen!

Hier sind einige Beispiele zur Inspiration – nimm dir Zeit, um jene zu erkennen, die in deinem Leben eine Rolle spielen:

- Geld, Schmuck...
- Drogen (Alkohol, Nikotin...)
- Medikamente (Schlaf-, Schmerz-, Abführmittel...)
- Macht
- Titel, Prestige, gesellschaftlicher Status
- Schokolade, Süßigkeiten
- tägliche Rituale
- Schlank-Sein
- Recht haben
- Jugendlichkeit bis ins Alter
- Auto (bestimmte Marke...)
- Aussehen (hübsch, attraktiv, schön...)
- Kleidung (Marken, edel, bequem, modisch...)

- Fitness
- Wohnung oder Haus
- Schmerz oder Leiden
- Gewalt (körperlich oder verbal)
- Ärger, Wut, Groll, Rache
- besondere Urlaube
- Schuldgefühle oder Demütigungen
- Gesellschaftsleben und Ausgehen
- Depressionen
- Bücher
- Computer
- Musik / Tonträger
- Arm-Sein (finanziell oder psychisch)
- Sex
- Krankheit(en)
- Freundeskreis
- Wetter
- Lob, Anerkennung, Bestätigung
- Kritik oder Diskriminierungen…

Und dann nimm dich zuerst mitsamt deiner Abhängigkeiten an; ehe du bereit bist, sie zu meistern, um dich davon zu befreien.

Du und deine Schuldgefühle

Schuldgefühle sind – so weit verbreitet sie auch sind – sehr weit verbreitet; und wirken oft als „gesellschaftlicher Kitt".

Aber abgesehen davon, dass sie sich ungut anfühlen und für Körper, Geist und Seele höchst ungesund sind; schalten sie deine höheren mentalen Zentren aus und blockieren deine Anlage als Homo Sapiens Sapiens.

Daher möchte ich dir ans Herz legen, dir jene Schuldgefühle, die in deiner Psyche wirken, bewusst zu werden und sie dann zu entsorgen.

Erstelle eine Aufstellung all dessen, weswegen du dich schuldig fühlst (auch Dinge, die niemand von dir weiß).

Dann frage dich, was du durch diese Schuldgefühle vermeiden möchtest und welchen „Gewinn" du davon hast, wenn du dir Schuldgefühle „gönnst".

Aber auch was dich deine Schuldgefühle „kosten".

Dann beobachte auch, wie du in anderen Schuldgefühle erweckst.

Dazu geh gedanklich deine wichtigsten Beziehungen durch und frage dich, wem du absichtlich oder unabsichtlich Schuldgefühle vermittelst – und wer sich dir gegenüber schuldig fühlt, ohne dass du etwas dazu beigetragen hast.

All dies notiere und nimm dir vor, mit den Betroffenen darüber zu sprechen, um sie von deinem Spiel zu informieren. So können sie dir helfen, Schuldgefühle als Hilfsmittel zu Manipulation und Beherrschung anderer aufzugeben.

Im nächsten Schritt überlege, wie **dein Leben ohne Schuldgefühle** aussähe, und gib dir die Erlaubnis, diese Erfahrung **in allen Details durch zu leben**!

Suche dir eine Beziehung aus, in der du dich besonders von Schuldgefühlen geplagt fühlst und löse diese gedanklich auf.

Dann stell dir vor, wie diese Beziehung sein kann, wenn du frei von jeglichem Belastenden bist, weil du dir all das, weshalb du Schuldgefühle hattest, vergeben hast und nun vollkommen entlastet bist.

Und stell dir auch vor, wie erleichtert sich der oder die andere fühlt!

Es ist nun eine völlig entspannte Beziehung, in gegenseitiger Achtung und befreit von allen Hypotheken und unterschwelligen Störfaktoren, die ihr beide genießen könnt.

Und versprich dir, in dieser Weise eine wesentliche Beziehung nach der anderen zu bereinigen und von Belastendem zu befreien!

Dazu kannst du täglich vor dem Einschlafen eines deiner Schuldgefühle abbauen und auflösen und so eine deiner Beziehungen erlösen.

Du und deine Redensarten

Es gibt viele Redensarten und „geflügelte Worte", die den engen Zusammenhang zwischen emotioneller und körperlicher Befindlichkeit klarmachen, wenn man aufmerksam darauf achtet!

Jedes Organ unseres Körpers reagiert auf jedes Ereignis, das Emotionen in uns auslöst, mehr oder weniger heftig, merkbar oder oft auch nicht.

Erstelle eine Liste der in deinem Sprachgebrauch häufig vorkommenden Ausdrücke, die diese Koppelung deutlich machen:

Auch hier sind wieder einige Beispiele zur Inspiration:

„Die Haare stehen mir zu Berge"

„Das will mir nicht in den Kopf"

„Sich etwas in den Kopf setzen"

„Davon bekomme ich Kopfweh"

„Sich den Kopf zerbrechen"

„Jemandem den Kopf verdrehen"

„Sich den Hals nach jemandem verrenken"

„Kopflosigkeit"

„Sich etwas aus dem Kopf schlagen müssen"

„Kopflastigkeit"

„Mit dem Kopf durch die Wand gehen"

„Dickschädel"

„Das kostet mich Kopf und Kragen"

„Halsstarrig"

„Die Nase voll haben"

„Es stinkt mir schon längst"
„Jemanden nicht riechen können"
„Jemanden nicht schmecken können"
„Hochnäsigkeit"
„Blauäugigkeit"
„Ein Auge zudrücken"
„Augenstern - Augenobst"
„Aus den Augen, aus dem Sinn"
„Jemanden aus den Augen verlieren"
„Die rosarote Brille"
„Jemandem Gehör schenken"
„Taub sein für..."
„Auf keinen hören"
„Viel um die Ohren haben"
„Ein offenes Ohr haben"
„Die Ohren steif halten"
„Jemandem die Ohren lang ziehen"
„Schlitzohrigkeit"
„Sich den Mund zu voll nehmen"
„Sauer sein"
„Die Süße des Lebens genießen"
„Das schmeckt mir gar nicht"
„Es läuft mir das Wasser im Mund zusammen"
„Zähneknirschend"
„Die Augen sind grösser als der Magen"
„Armer Schlucker"

„Der Hals ist mir wie zugeschnürt"
„Jemandem etwas husten"
„Etwas liegt mir auf der Brust"
„Die Luft bleibt mir weg"
„Etwas lastet schwer auf meinen Schultern"
„Das raubt mir den Atem"
„Schulter an Schulter - Schulterschluss"
„Jemandem in den Rücken fallen"
„Hackl ins Kreuz hauen"
„Rückgrat zeigen"
„Etwas ist mir über die Leber gelaufen"
"Es liegt mir etwas im Magen"
„Mein Magen zieht sich zusammen"
„Etwas in sich hineinschlucken"
„Etwas nicht schlucken können"
„Das macht mir Bauchweh"
„Aus dem Bauch heraus"
„Nabelschau"
„Es läuft mir die Galle über"
„Gift und Galle spucken"
„Bitterlich weinen"
„Eine bittere Erfahrung"
„Ein bitterer Nach- / Beigeschmack"
„Die Hosen voll haben"
„Sich vor Angst in die Hose machen"
„Schiss haben"

„Die Hosen anhaben"
„Etwas lässt mir das Herz höher schlagen"
„Das Herz bleibt mir stehen"
„Etwas nicht übers Herz bringen"
„Herzerweichend"
„Das hat mir einen Stich ins Herz gegeben"
„Hartherzigkeit"
„Engherzigkeit"
„Ein offenes (großes) Herz haben"
„Es wird mir warm ums Herz"
„Das hat ja weder Hand noch Fuß"
„Etwas in die Hand nehmen"
„Hand in Hand durchs Leben gehen"
„Etwas aus der Hand geben"
„Jemandem aus der Hand fressen"
„Fingerspitzengefühl"
„Es brennt mir unter den Nägeln"
„Aus dem Handgelenk"
„Ellbogentechnik"
„In die Knie gehen"
„Neben den Schuhen gehen"
„Die Beine in die Hand nehmen"
„Jemandem auf die Zehen steigen"
„Die Waden vorwärts drehen"
„Unbeugsam sein"
„Mit Haut und Haar"

„Arme Haut"

„Etwas geht mir unter die Haut"

„Aus der Haut fahren wollen"

„Etwas juckt mich"

„Davon kriege ich Gänsehaut"

„Durch Mark und Bein gehend"

„Das geht mir an die Nieren"

„Auf die Nerven gehen"

Frage dich, welche dieser Begriffe oft in deinem Wortschatz vorkommen...

Aber auch was dies über dich sagt – ohne dich dafür zu verurteilen!

Wusstest du, dass dein Unterbewusstsein solche Aussagen wörtlich nimmt?

Wie fühlt sich all das an, wenn du dich wirklich hineinversetzt – was dein Unterbewusstes automatisch tut?

Vielleicht möchtest du in Zukunft etwas mehr auf die Worte achten, die du gebrauchst – und ob sich das damit verbundene Gefühl gut anfühlt...

Du und deine Freude

Freude ist ein ganz wertvoller Zustand, weil sie dir reichlich Glückshormone schenkt; und diese – abgesehen davon, dass sie sich gut anfühlen und für Körper, Geist und Seele gesund sind – deine höheren mentalen Zentren einschalten und dir deine Anlage als Homo Sapiens Sapiens zugänglich machen.

Notiere alle Entscheidungen über Freude, die du je getroffen hast, einschließlich körperlicher und sexueller Freuden.

Und erinnere dich an jede Gelegenheit, bei der du in mehr oder weniger massiver Weise dafür bestraft wurdest, oder dich selbst bestraft hast, Freude und Vergnügen zu empfinden.

Aber mache dir auch all die Überzeugungen und Gedanken bewusst, die du in Bezug auf deine Freude und dein Verhältnis zu Lust und Vergnügen hast; also werde dir aller Blockaden, Ängste und persönlichen Tabus im Zusammenhang mit Genuss und Freude bewusst.

Und frage dich:

Warum halte ich an diesen Überzeugungen fest?

Was fürchte ich, wenn ich mich der Freude hingebe?

Was könnte mir Nahestehenden passieren, wenn ich mich der Freude hingebe?

Dann überlege dir **20 Möglichkeiten, dir selbst Freude zu machen** und nimm dir vor, dir **täglich zumindest dreimal** eine Freude zu machen, etwas zu genießen und dir Vergnügen zu gönnen!

Du und dein Wille

Um dein Potenzial zu entfalten, braucht es zuweilen auch Willensstärke.

Wie steht es um deinen Willen?

Empfindest du dich eher als willensstark oder als willensschwach?

Beugst du deinen Willen oft dem Anderer?

Oder machst du überwiegend das, was du willst?

Sind deine Entscheidungen von anderen Faktoren als deiner Überzeugung abhängig?

Oder neigst du dazu, das zu tun, von dessen Richtigkeit du überzeugt bist?

Wird dein Wille oft durch deine Emotionen (wie Angst, Wut, Depression) überwältigt?

Löst sich dein Wille immer wieder durch Ablenkungen auf?

Wird dein Wille durch Selbst-Zweifel zernagt?

Ist es deine Trägheit, die deinen Willen lähmt?

Wird dein Wille durch Gewohnheiten eingelullt?

Was auch immer diese Fragen ans Tageslicht bringen, nimm dich in deinem aktuellen So-Sein an; denn erst dann kannst du das, was du als nicht ideal erkannt hast, ändern.

Du und dein Selbstvertrauen

Dich selbst authentisch und frei in der Entfaltung deines Potenzials wirst du dich erst dann leben können, wenn du dir selbst vertraust.

Wie sieht es also mit deinem Selbstvertrauen aus?

Auch um dieses auszuloten, habe ich hier einige prozessorientierte Fragen für dich:

Kann ich mir selbst vertrauen?

In welchen Belangen/Situationen kann ich mir vertrauen?

In welchen nicht?

Konnte ich mir früher mehr oder weniger vertrauen als heute?

Fällt es mir schwer oder leicht, anderen zu vertrauen?

Woran mag das liegen?

Können andere Menschen mir vertrauen?

Warum bin ich in diesem oder jenem Zusammenhang nicht vertrauenswürdig?

Wo bin ich sehr wohl vertrauenswürdig?

Wie fühlt es sich an, wenn andere mir Vertrauen entgegenbringen?

Wie fühlt es sich an, wenn andere mir nicht vertrauen?

Wie geht es mir, wenn ich das Vertrauen einer anderen Person enttäusche?

Wie geht es mir, wenn ich mein eigenes Vertrauen enttäusche?

An wen erinnern mich Menschen, denen ich vertrauen kann?

An wen erinnern mich jene, denen ich nicht vertrauen kann?

Was könnte schlimmstenfalls passieren, wenn mein Vertrauen enttäuscht würde?

Wie oft ist das schon passiert?

Wer ist die Ursache für das, was in meinem Leben geschieht?

Welchen Menschen habe ich durch meine eigenen Entscheidungen meine Macht übergeben?

Für welche geschaffenen und verursachten Dinge in meinem Leben will ich nicht verantwortlich sein?

Welche Lebensbereiche betrifft dies vor allem?

Wie würde mein Leben beziehungsweise diese speziellen Lebensbereiche aussehen, wenn ich mir selbst mehr vertrauen könnte?

Wie benutze ich den Vorwand, mir selbst nicht vertrauen zu können, dazu, um nicht die Verantwortung für mein eigenes Leben übernehmen zu müssen?

Was hindert mich daran, mir selbst zu vertrauen?

Wie kann ich diese Hindernisse überwinden?

Welche Vorteile habe ich davon, dass ich anderen mehr als mir selbst vertraue?

Im Beisein welcher Menschen fällt es mir leichter, mir selbst zu vertrauen?

Im Beisein welcher Menschen gelingt es mir ganz und gar nicht, mir selbst zu vertrauen?

Kann ich meinem inneren Kind vertrauen?

Kann mein inneres Kind mir vertrauen?

Kann mein inneres Kind sich selbst vertrauen?

Hilft mir mein inneres Kind, mir selbst leichter zu vertrauen?

Hilft mir mein inneres Kind, anderen leichter zu vertrauen?

Wie könnte mir mein inneres Kind ganz allgemein beim Thema Vertrauen weiterhelfen?

Welches waren die glücklichsten und erfülltesten Perioden meines Lebens?

In welchen Bezug stand dies zu meinem Vertrauen?

Nun erinnere dich an zumindest fünf Situationen, in denen du dir selbst vertraut und damit eine gute Erfahrung gemacht hast – und ergänze die folgenden Sätze mit beiden Händen.

„Als ich mir selbst vertraute, da..."

„Wenn ich mir immer trauen würde, dann..."

„Wenn es um Wichtiges geht, dann vertraue ich immer..."

„Ich kann mich immer darauf verlassen, dass ich..."

„Ich bin nun bereit, mir in Bezug auf ... zu vertrauen."

Du und deine Authentizität

Wie sieht es mit deiner Authentizität aus?
Fühlst du dich authentisch?
Und wie zeigt sich dies?

Wirklich authentisch sind wir meiner Ansicht nach:

- wenn wir unsere wahren Gedanken selbstbewusst zum Ausdruck bringen
- und voll und ganz zu unseren Emotionen stehen;
- wenn wir bereit sind, an uns zu glauben und uns selbst zu vertrauen;
- wenn wir bereit sind, unsere Ängste zu konfrontieren,
- uns Fehler zugestehen
- und es uns auch einmal erlauben, unsere Meinung zu ändern;
- wenn wir all unsere Stärken und Leistungen erkennen und anerkennen;
- wenn wir unsere Lebensziele kennen und bereit sind, Risiken einzugehen, um sie zu erreichen;
- wenn wir es uns auch einmal erlauben, nicht zu wissen, wie es weitergeht;
- wenn wir uns unserer Masken bewusst sind und uns ganz und gar selbst l(i)eben – auch zuweilen hinter einer Maske;
- wenn wir uns ab und zu auch Phasen der Resignation zugestehen,
- aber dennoch nach einer Niederlage wieder aufstehen und weitergehen!

Du und deine Zufriedenheit

Zufriedenheit finden wollen wir eigentlich alle, nicht wahr?

Wie stehst du zu diesem Thema?

Möchtest du mehr Zufriedenheit finden?

Oder hast du eher eine Abwehr dagegen?

Für viele Menschen ist Zufriedenheit kein Gewinn, weil sie darin eher die Gefahr der Stagnation sehen. Aber ich sehe das ganz anders, denn für mich ist ein Zustand der Zufriedenheit der beste Ausgangspunkt für noch mehr Zufriedenheit...

Im Begriff Zufriedenheit steckt das Wort Frieden. Und nicht zuletzt deshalb liebe ich meine Zufriedenheit; und trachte stets danach, sie in allen Lebensbereichen finden zu können.

Und zwar in leichtlebigen Lebensphasen ebenso wie in den anspruchsvollen Etappen meines Lebens, in denen es eine besondere Herausforderung ist, Zugang zu meiner Zufriedenheit zu finden.

Aber dieser stelle ich mich gern, weil ich weiß, wie gesund und förderlich dieser hoch schwingende und sehr angenehme Zustand ist.

Kann ich auch dich dazu anregen?

Dann mag dir mein **kleines Frage-Spiel** gefallen – bei dem ich dir ein paar prozess-orientierte Fragen anbiete, um deine höheren mentalen Zentren anzuregen.

Stell dir vor, du hättest eine Pause-Taste, die dein Leben anhält, wenn du darauf drückst – nennen wir sie die „Innehalten-am-Weg-Taste"!

Und stell dir weiter vor, du drückst nun kurz darauf, sodass dein Leben für einige Augenblicke in seinem Fluss anhält, damit du diese Fragen stellen kannst:

Wie zufrieden bin ich im Augenblick?

Und wie zufrieden bin ich generell in meinem Leben?

Das ist nicht dasselbe; denn du kannst generell recht zufrieden sein, aber gerade ist dir eine Laus über die Leber gelaufen und hat deine Zufriedenheit in die Flucht geschlagen.

Oder du bist generell nicht besonders zufrieden, aber im Augenblick geht es dir gut, weil du gern mit Fragen spielst.

Also frage dich weiter:

Wie zufrieden fühle ich mich?

Nun, vielleicht denkst du, das sei doch alles dasselbe; aber aus meiner Sicht ist es das nicht. Denn du könntest zufrieden **sein**, ohne dich zufrieden zu **fühlen**.

Und umgekehrt könntest du ein zufriedenes Gefühl im Bauch haben, ohne jedoch wirklich zufrieden zu sein.

Aber ich habe noch eine Frage für dich:

Wie zufrieden bin ich mit meinem Leben?

Auch das ist nicht dasselbe; denn du könntest jetzt durchaus zufrieden sein **in** deinem Leben; aber zur gleichen Zeit kannst du **mit** deinem Leben unzufrieden sein.

Findest du, das ist Haarspalterei?

Nun, für mich ist Zufriedenheit so eminent wichtig, dass es nicht schadet, uns eingehender damit zu befassen; bei wichtigen Themen halte ich mich gern auch länger auf.

Also gehen wir noch etwas mehr ins Detail.

Wie zufrieden bin ich in den unterschiedlichen Lebensbereichen?

Gibt es Lebensbereiche, in denen ich mit meiner Zufriedenheit zufrieden bin?

Und jene, mit denen ich ganz und gar nicht zufrieden bin?

Welche Lebensbereiche fallen mir da ein?

Wie wäre es mit folgenden?

- *Beziehung*
- *Liebe*
- *Familie*
- *Freundschaften*
- *Gesundheit*
- *Horizonterweiterung*
- *Fitness*
- *Berufsalltag*
- *Finanzen*
- *Berufung*
- *Selbstverwirklichung*
- *Persönlichkeitsentwicklung*
- *Lernen*
- *Potenzialentfaltung*
- *Spiritualität*
- *Abenteuer*

Was fällt dir noch alles ein?

Und was ist dir noch wichtig?

Wobei wäre es dir besonders wichtig, zufrieden zu sein?

Dein Zufriedenheits-Rad

Nun zeige ich dir noch ein Spiel, das den Status deiner Zufriedenheit bildlich darstellt und dich vielleicht motiviert, dir mehr davon zu gönnen.

Nimm ein Blatt Papier, schreibe eine **Liste deiner (8 bis 10) wichtigsten Lebensbereiche** auf und **bewerte deine jeweilige Zufriedenheit** auf einer Skala von 0% bis 100% - wobei 0% "Desaster" bedeutet und 100% „es könnte nicht wunderbarer sein".

Mach das wirklich aus dem Bauch heraus, ohne lange zu analysieren, denn auf diese Weise entsteht ein ganz guter Überblick, der dir hilft, Klarheit zu gewinnen, wo du eventuell ansetzen könntest.

Wo möchte ich mehr Zufriedenheit finden?

In welchen Bereichen meines Lebens möchte ich mehr von dem leben, was ich wirklich will?

Dann gestalte dein Zufriedenheits-Rad!

Zeichne einen Kreis und teile ihn in so viele Segmente, wie du Lebensbereiche gewählt hast – und dann übertrage deinen jeweiligen Zufriedenheitsgrad.

Zeichne jeweils eine zum Außenkreis parallele Kurve in dem Abstand vom Zentrum, der deinem Zufriedenheitslevel entspricht – ganz im Zentrum bist du bei 0% Zufriedenheit, dort, wo du eine 0 konstatiert hast, kommst du also nicht über das Zentrum hinaus. Wenn du in einem Bereich 70% hast, dann markiere die entsprechende Distanz und zeichne die Kurve. Bist du in einem Bereich hingegen ganz und gar zufrieden, dann zeichne in diesem Segment den Außenkreis nach!

Nun betrachte deinen neuen Kreisumfang und stell dir vor, wie rund dieses Rad laufen würde; oder wie holprig – genauso verläuft bei genauerem Hinsehen dein Leben.

Nun wähle einen Bereich aus, der noch nicht deinem Ideal entspricht und schenke ihm deine besondere Aufmerksamkeit.

Was möchte ich in diesem Bereich tatsächlich erleben?

Wie solle er sich anfühlen?

Und was könnte ich tun oder unterlassen, um hier mehr Zufriedenheit finden zu können?

Dann unternimm machbare Schritte: beginne mit Babyschritten und lass sie mit der Zeit immer größer werden; und dann widme dich dem nächsten Lebensbereich!

Dabei kannst du auf zweierlei Arten vorgehen:

Entweder du beginnst mit dem Lebensbereich, der sich am wenigsten gut anfühlt; und trachtest danach, vor allem die schwachen Bereiche zu stärken. Oder du stärkst zuerst die ohnehin schon ganz guten; weil du damit eine Art Sog für die schwächeren Bereiche ausübst.

Und dann wiederhole diesen kleinen Zufriedenheits-Check nach einer Weile, um zu erkennen, ob dein Rad nun „runder" geworden ist; denn das wird dich motivieren, dich deiner Zufriedenheit noch weiter zu widmen.

Vielleicht hast du Lust, dies monatlich zu machen; dann wird dir diese Mini-Aktion wichtige Impulse für neues Wachstum und für mehr Erfüllung geben und dir reichlich motivierende Glücksmomente schenken.

Beispiel mit Lösungsansätzen

Für mich sind lebendige Beispiele immer sehr wertvoll, weil ich mich in meiner Empathie gut damit identifizieren kann; so wird das Thema für mich plastischer und besser nachvollziehbar – was mir zugleich mehr Motivation schenkt.

Nehmen wir ein Beispiel aus einem meiner Seminare.

Eine junge Frau, nennen wir sie Emilia, ist beruflich durchaus erfolgreich. Sie bekommt zwar Anerkennung und wird gelobt, aber genau genommen verdient sie zu wenig Geld. So gibt sie sich beruflich 70%, während ihre Finanzen bei 30% stehen.

In ihrem Berufsalltag kann sie ihr Potenzial gut entfalten und sich verwirklichen; also gibt es für ihre Selbstverwirklichung 80%. Offenbar macht sie genau das, was sie gut kann; und lernt auch ständig weiter. Außerdem gibt es durchaus Aufstiegschancen.

Allerdings muss sie dafür ihr Privatleben total zurückstellen; ganz zu schweigen von einer Beziehung. Sie ist also Single und mit diesem Zustand nicht zufrieden. Also gibt sie sich für Liebe und Beziehung 0%.

Und das macht sie traurig, auch wenn sie meint, dass „ein Mann in ihrem Leben keinen Platz hätte". Denn eigentlich wohnt in ihrem Herzen ein Kinderwunsch. Noch ist etwas Zeit, aber die biologische Uhr tickt.

Gesundheitlich geht es ihr recht gut. Abgesehen von häufigen Kopfschmerzen, die sie vor allem auf die hohe Spannung zurückführt. Daher ist sie eher erstaunt, als sie ihre Gesundheit nur bei 50% ortet.

Und ihre Emotionalität bekommt nur eine 20%. Nicht ganz nur 0%, denn die beruflichen Erfolge nähren sie auch emotional, aber sie können nicht über den Mangel im Beziehungsbereich hinwegtäuschen.

Was ihr auch abgeht, sind Zärtlichkeit und natürlich Sexualität. Daran denkt sie zuweilen mit Wehmut; vor allem, wenn ihr letzter Freund sich ab und zu meldet.

Mit ihm hat sie damals emotionale Erfüllung gefunden, aber diese Beziehung ist auseinander gegangen, als ihr Beruf sie mehr und mehr absorbiert hat.

Auch ihre Fitness lässt zu wünschen übrig und bekommt nur 10%. Früher war sie regelmäßig laufen, aber jetzt fehlt einfach die Zeit. Ab und zu ein Besuch im Fitness-Studio, mehr ist nicht drin.

Und ähnlich vernachlässigt fühlt sich ihre Spiritualität an und bekommt nur 0%. Gemeinsam mit ihrem Freund hat sie begonnen zu meditieren und Yoga zu zelebrieren; und das hat ihr damals sehr gut getan. Aber auch dazu kommt sie nun nicht mehr, weil sie nicht mehr die Ruhe dazu hat. Dabei wäre das gerade bei ihrem beruflichen Einsatz so wichtig.

Nun überlasse ich es deinen Zeichenkünsten, diese Prozentzahlen in einen Kreis zu übertragen und dir vorzustellen, wie „rund" dieses Leben läuft...

Aber noch besser wäre es, dir Zeit für dein eigenes Zufriedenheits-Rad zu nehmen und es – vielleicht sogar in bunten Farben – zu gestalten.

Und dann frage dich:

Was könnte ich in den unzufriedenen Bereichen tun?

Wie könnte ich dort mehr Zufriedenheit finden?

Wie geht es dir mit dieser plastischen Darstellung?

Motiviert sie dich, mehr für deine Zufriedenheit zu tun?

Und weißt du schon, was du tun könntest?

Und auch tatsächlich tun wirst?

Dann freut es mich – und ich wünsche dir viel Erfolg und Zufriedenheit.

Du und deine Selbstwertschätzung

Auch eine gesunde Selbstwertschätzung ist Voraussetzung für die Entfaltung deines Potenzials; denn du musst es dir wert sein, dieses zu erkennen und dann auch zu entfalten, sonst wird dir dein innerer Schweinehund immer im Weg stehen.

Wie ist es also um deine Selbstwertschätzung bestellt?

Kannst du dir selbst Wertschätzung zeigen?

Weißt du um deinen Wert?

Und fühlst du dich wertvoll?

Nein, das ist nicht dasselbe. Denn du kannst um deinen Wert wissen und deine Leistungen anerkennen, ohne dich wertvoll zu fühlen.

Wo ortest du dein Selbstwertgefühl?

Es erstaunt mich immer wieder, weil Teilnehmende meiner Seminare bei dieser Frage auf den Kopf zeigen; denn für mich sitzen Gefühle in der Herzgegend, während ich mein Wissen im Kopf orte – und daher auch mein Wissen um meinen Wert.

Daher nochmal die Frage:

Wo ortest du dein Selbstwertgefühl?

Das ist für mich keineswegs Haarspalterei, denn in diesem Irrtum liegt meiner Erfahrung nach oft das Problem. Denn der Weg vom Kopf zum Herzen misst zwar nur rund 30 Zentimeter, aber er ist oft ein sehr weiter – und das gerade auch im Zusammenhang mit unserer Selbstwertschätzung.

Das weiß ich leider aus eigener Erfahrung, denn ich hatte mich jahrelang darauf trainiert, meinen Wert zu erkennen – als Persönlichkeitstrainerin wollte ich all das nicht nur anderen weitergeben, sondern auch mit „gutem Beispiel" vorangehen.

Und dabei wurde mir rasch klar, dass sich mein mühsam erarbeitetes Selbstwertwissen nicht automatisch auch als gesundes Selbstwertgefühl niederschlug – und dafür galt es noch einmal eine Extrarunde einzulegen.

Nun möchte ich dir die Möglichkeit bieten, zuerst dein Selbstwertgefühl zu überprüfen und dann – wenn du Bedarf erkennst – aufzubauen und zu stabilisieren.

Stell dir folgende Fragen und achte auf deine Antworten:

Kann ich mein Selbstwertgefühl wahrnehmen?

Und wie fühlt es sich an?

Gesund und stabil?

Oder eher angeknackst und wackelig?

Und allzu sehr von anderen abhängig?

Mit welchen der Antworten, die ich dir jeweils anbiete, kannst du dich eher identifizieren?

Bin ich es mir wert, meine Wünsche zu erfüllen?

Ja, sowohl selbst als auch durch andere; weil ich nicht nur geben, sondern auch annehmen kann...

Oder nein, weil ich das Gefühl habe, ich hätte es nicht verdient und viel besser geben als nehmen kann...

Quäle ich mich mit Schuldgefühlen?

Nein, ich weiß zwar, dass ich nicht fehlerfrei bin, fühle mich aber dennoch nicht schuldig....

Ja, ich fühle mich grundlos schuldig und nehme oft anderen ihre Schuldgefühle ab...

Belaste ich mich mit negativen inneren Dialogen?

Nein, ich spreche liebevoll und wertschätzend mit mir; ich lobe und ermutige mich und mein inneres Kind...

Ja, leider beschimpfe ich mich bei jeder Gelegenheit; ich kritisiere mich und bin nie mit mir zufrieden...

Peinige ich mich mit Selbstzweifeln?

Nein, ich vertraue mir, weil ich weiß, dass ich stets das Beste gebe...

Ja, ich resigniere allzu leicht, weil ich nicht an mich glauben kann...

Habe ich den „Sprachfehler" nicht nein sagen zu können?

Nein, ich kann mich gut abgrenzen und achte meine Bedürfnisse so wie die anderer...

Ja, ich nehme mich immer zurück, weil ich die Bedürfnisse anderer immer wichtiger nehme...

Weise ich die Liebe anderer zurück?

Nein, ich freue mich über die Liebe, die mir zukommt und kann sie gut annehmen...

Ja, es fällt mir schwer, Liebe anzunehmen, weil ich mich ihrer nicht wert fühle...

Gehe ich lieblos mit meinem inneren Kind um?

Nein, ich erlaube meinem inneren Kind Stolz, Glücklichsein, Begeisterung und Lebensfreude...

Ja, ich kümmere mich zu wenig um seine Bedürfnisse, weil ich vor allem auf die anderer achte und mich selbst stets zurücknehme...

Sabotiere ich mich selbst?

Nein, ich erlaube mir alle Erfolge, die ich verdient habe...

Ja, ich steh mir oft selbst im Weg und sabotiere meine Erfolge, obwohl ich hart dafür arbeite...

Vernachlässige ich meinen Körper?

Nein, ich gehe sehr wertschätzend mit ihm um...

Ja, ich bin mit meinem Körper unzufrieden und gebe ihm viel zu wenig von dem, was ihm gut tut...

Nun, in welchen der möglichen Antworten du dich auch immer wiedererkannt hast – nimm dich in deinem aktuellen So-Sein an!

Wenn du dich vorwiegend in den positiven Antworten wiedererkannt hast, dann freue dich und erlaube dir (und deinem inneren Kind!), stolz darauf zu sein; denn das ist alles andere als selbstverständlich.

Wenn du dich hingegen vorwiegend mit den negativen Antworten identifizieren konntest, dann sieh es dir nach und tröste dein inneres Kind; denn das ist ja der Persönlichkeitsanteil, der am meisten darunter leidet – und nimm dir vor, dir in Zukunft mehr Wertschätzung zu schenken!

Dazu habe ich einige Empfehlungen für dich, was du tun kannst, um dein Selbstwertgefühl zu heilen und auf ein stabiles Fundament zu stellen, damit es nicht immer wieder einbricht – wobei auch das kein Drama ist, wenn du dir dessen möglichst bald bewusst wirst und Schritte unternimmst, um es wieder zu stabilisieren.

Hier sind also meine Empfehlungen:

☺ Zelebriere immer wieder die **Herz-Atmung!**

Stell dir für eine Weile vor, nicht durch deine Lunge, sondern durch dein Herz zu atmen, sodass sich dieses beim Einatmen weitet und beim Ausatmen wieder in seine natürliche Größe zurückkehrt – mach dies in einem 3 zu 5 Rhythmus, also atme jeweils 3 Herzschläge lang ein und 5 Herzschläge lang aus.

Die langsamere und längere Ausatmung wird deinem ganzen Organismus wohl tun, weil du dich damit in den

Parasympathikotonus versetzt, also unter die Kontrolle jenes Teils deines vegetativen Nervensystems kommst, der für **Entspannung und Regeneration** zuständig ist.

Und dies hilft dir auch, dein Selbstwertgefühl zu heilen.

☺ Erfülle dir deine **Wünsche** und erlaube dies auch anderen!

So wie du nur einatmen kannst, nachdem du ausgeatmet hast; und erst ausatmen kannst, nachdem du eingeatmet hast; sollten auch Geben und Nehmen im Ausgleich sein – das mag wie ein Allgemeinplatz wirken…

Aber wie sieht das bei dir im Alltag aus?

Wenn dein Selbstwertgefühl eine kleine Auffrischung brauchen könnte, dann kannst du vermutlich viel besser geben als nehmen – lebst diesen natürlichen Ausgleich also nicht.

Daher beginne vielleicht damit, dir deiner Wünsche (auch der insgeheimen, die du dir nicht leicht zugestehst) bewusst zu werden.

Dazu kannst du **zwei Wunschlisten** schreiben: eine mit deiner **rechten** Hand und eine mit der **linken**. Und wundere dich, wie unterschiedlich diese sind – zumindest ist das meine Erfahrung seit vielen Jahren.

Und dann beginne damit, dir **immer wieder** mal einen **Wunsch zu erfüllen**! Du musst nicht übertreiben, aber **verwöhne** dich so, wie du andere verwöhnst – und dann fühle, wie wohl das deinem Selbstwertgefühl tut!

☺ **Wandle** deine negativen **inneren Dialoge** in positive um!

Wann immer du dich dabei ertappst, dich zu kritisieren, zu beschimpfen oder klein zu machen, halte inne und sieh es dir im ersten Schritt nach!

Dieser Automatismus braucht Geduld, um transformiert zu werden, also schenke dir Nachsicht; und anstatt dir deshalb Vorwürfe zu machen, freue dich, dass es dir aufgefallen ist!

Und dann formuliere das, was du dir gesagt und womit du dich verletzt hast, in einen positiveren, liebevolleren und wertschätzenderen Satz um – und versichere dir diese neue Version im Spiegel!

☺ Lerne, **nein zu sagen**!

Wenn du einer anderen Person ja sagst, obwohl du eigentlich nein sagen müsstest, weil das, was sie von dir verlangt oder erwartet, sich nicht stimmig anfühlt, dann ist das genau genommen **unehrlich**.

Ehrlich wäre es, freundlich aber bestimmt nein zu sagen, wenn du nein meinst; und nur dann ja zu sagen, wenn du auch ganz und gar dazu stehen kannst.

Dazu gilt es jedoch, zu erkennen, warum du nicht wagst, anderen ein Nein zu geben – und meist beruht das auf der **Angst**, zurückgewiesen zu werden und die Liebe und Wertschätzung dieser anderen Person zu verlieren.

Aber das ist meist nicht der Fall, was du leicht herausfinden kannst, wenn du nachfragst. Eine Person, die dich liebt und wertschätzt, wird dir ihre Liebe und Wertschätzung doch nicht entziehen, nur weil du nein sagst – das wäre unlogisch.

Und wenn dir jemand seine Zuneigung aufgrund eines Nein deinerseits entzieht, dann braucht dir um ihn nicht leid zu tun.

☺ Nimm die **Liebe** anderer an!

Wie geht es dir, wenn jemand deine Liebe nicht annimmt?

Das fühlt sich nicht gut an, nicht wahr?

Also möchte ich dir ans Herz legen, **Liebe**, die dir entgegenkommt, auch **anzunehmen** – wobei das natürlich nicht heißen muss, dass du eine Beziehung eingehst, die sich nicht gut anfühlt.

Aber auch wenn du nicht bereit bist für eine Partnerschaft mit dieser dich liebenden Person, spricht nichts dagegen, diese Liebe anzunehmen.

☺ Geh **liebevoll** mit deinem **inneren Kind** um!

☺ Erlaube dir **Erfolge** und feiere sie!

☺ Schenke dir täglich zumindest einige Augenblicke deine **Selbstliebe**!

Das ist ein deutliches Zeichen deiner Selbstwertschätzung.

☺ Hör auf deine **innere Stimme**!

Achte aufmerksam auf all die Signale, die deine Seele dir in Form von „Zufällen" und Synchronizitäten gibt – auch damit förderst du deine Selbstwertschätzung.

☺ Lerne, dir selbst zu **vertrauen** und glaube fest an dich und deine Fähigkeiten!

Damit zeigst du dir deine Selbstwertschätzung.

☺ Sei dir selbst gegenüber **ehrlich**!

Das ist ein Zeugnis deiner Selbstachtung, Selbstliebe und vor allem Selbstwertschätzung!

☺ Geh **liebevoll** mit deinem **Körper** um und schenke ihm **Dankbarkeit** für sein klagloses Funktionieren – am besten nackt vor dem Spiegel!

Auch das ist ein wichtiger Akt der Selbstwertschätzung.

☺ Nimm dir **Zeit für dich**!

Plane wöchentlich (oder zumindest monatlich) ein „Rendezvous" mit dir selbst und halte dieses dann auch wirklich konsequent ein – damit beweist du dir deine Selbstwertschätzung!

☺ Schenke dir **Selbst-Fürsorge**!

Lass dir bewusst nur Gesundes und Förderliches für Körper, Geist und Seele zukommen – auch das ist ein deutliches Zeichen deiner Selbstwertschätzung.

Du und deine Selbstliebe

In engem Zusammenhang mit deiner Selbstwertschätzung – und der Fähigkeit, dein Potenzial zu entfalten – steht auch deine Fähigkeit, dir deine Selbstliebe zu schenken.

Wie geht es dir damit?

Kannst du dir selbst Liebe schenken?

Fühlst du dich dessen wert?

Und fühlst du dich liebenswert?

Diesen Ausdruck finde ich eigentlich recht bedenklich – ganz so als müssten wir uns der Liebe erst als wert erweisen. Aber Liebe sollte doch eigentlich bedingungslos sein, nicht wahr?

Tatsächlich wird Liebe ja oft als Austauschprodukt gehandelt:

„Ich liebe dich, weil du meine Erwartungen erfüllst. Aber wenn du dies nicht tust, dann entziehe ich dir meine Liebe."

Und das bezieht sich meist auch auf unsere Selbstliebe – dann versagen wir uns unsere Liebe zu uns selbst mit dem Alibi, wir hätten diese nicht verdient.

Magst du dieses Thema einmal in einer stillen Stunde reflektieren?

Dann lass dich von meinen Fragen dabei inspirieren!

Aber bevor du dir meine Fragen zu Gemüte führst, möchte ich dir noch kurz erklären, warum ich Selbstliebe so wichtig finde; und dir zeigen, mit welchen Argumenten es mir gelungen ist, meinen viele Jahre dauernden Selbstliebes-Entzug zu beenden.

In vielen klugen Büchern können wir lesen, dass wir andere erst dann lieben können, wenn wir uns auch selbst lieben; und so plausibel das für mich immer schon geklungen hat, so wenig konnte ich dieses Argument umsetzen – andere zu lieben fiel mir immer schon leicht, bei mir selbst gab es immer wieder gravierende Blockaden…

… bis mir eines Tages ein überzeugendes Argument in den Sinn kam:

„Wie kann ich mir von anderen etwas wünschen, wozu ich selbst nicht bereit bin?"

Da Gerechtigkeit für mich sehr wichtig ist, war dieses Argument überzeugend und hat einen sehr heilsamen Heilungsprozess meiner Selbstliebe in Gang gesetzt.

Überzeugt er auch dich?

Findest du auch, du solltest anderen mit gutem Beispiel vorausgehen und dir Selbstliebe schenken?

Dann lege ich dir meine „Selbstliebe-Meditation" ans Herz, die du bei meinen Meditationen findest – auch dazu ist der Link am Ende des Buches.

Darin zeige ich dir, wie du eine geliebte Person als Kristallisationspunkt für deine Liebe nützen kannst – lass dich überraschen!

Du und dein Wohlstand

Hier habe ich einige Fragen zum Thema Reichtum, Fülle und Wohlstand für dich – wobei ich Wohlstand etwas weiter fasse als bloß finanzielle Fülle.

Wohlstand bedeutet für mich, dass alles in unserem Leben „wohl steht", dass wir den richtigen Partner und die richtigen Freunde haben; dass uns der Beruf Freude macht und dass wir auch an dem für uns richtigen Ort wohnen; dass wir gesund und vital sind; dass wir uns über das von uns Erreichte freuen können und ständig bemüht sind, dem Leben unsere Dankbarkeit abzustatten; indem wir anderen Menschen nach Kräften helfen und der Gemeinschaft dienen – diese Fülle des Lebens ist für mich wahrer Wohlstand.

Ein kluges Sprichwort sagt:

„Geld ist ein fröhlicher Gesell, der sich bei lachenden Freunden weit wohler fühlt als bei griesgrämigen Geizkrägen."

Und in eine ähnliche Richtung geht dieses irische Sprichwort:

„Geld schwor einst einen Eid: niemand, der es nicht liebte, sollte es haben!"

Wie sieht das bei dir aus?

Kannst du in Bezug auf Geld deinen Humor einschalten?

Und über meinen kleinen Wohlstands-Test lächeln?

Oder gar lachen?

Dann bist du auf einem guten Weg zu deinem wohlverdienten Wohlstand; denn wenn du lächeln oder gar lachen kannst, ist das mehr als gesund, weil du dann Glückshormone ausschüttest – dein Humor sitzt im Stirnhirn, einem deiner wichtigsten Hirnareale.

Wenn du lächeln oder lachen kannst, ist das ein gutes Zeichen dafür, dass es eingeschaltet ist und dir deine höheren mentalen Zentren zur Verfügung stehen; was unter der Wirkung deiner Stresshormone nicht der Fall ist – was aber nötig ist, um dein Potenzial zu entfalten und dein wahres Selbst einzunehmen.

Daher habe ich diesen Test vergnüglich gestaltet, um dir zu helfen, dein Stirnhirn zu aktivieren; sodass du möglichst viel daraus profitieren kannst.

Im Lächeln oder Lachen bist du besonders offen für Aha-Erlebnisse; also öffnet es dich für deine mentalen Ressourcen und schenkt dir eine heilsame Körperchemie.

Wie funktioniert dieser Wohlstands-Test?

In diesem Test stelle ich dir 10 Fragen und bitte dich, möglichst spontan zu antworten. Kreuze jeweils nur eine Antwort an und sei dabei ehrlich! Denn je ehrlicher du bist, umso mehr Klarheit wirst du gewinnen.

1) *Was bedeutet Geld für mich?*

a) Es ist eine bunte, vergnügliche Sache.

b) Es gibt mir Sicherheit, Komfort und Ansehen.

c) Geld ist nur ein Mittel zum Zweck.

2) *Wie stehe ich innerlich zu Geld?*

a) Ich liebe Geld.

b) Geld ist für mich nur ein notwendiges Übel.

c) Im Grunde meines Herzens verachte ich Geld.

3) *Ich arbeite bzw. übe meinen Beruf aus,*

a) weil mir meine Arbeit Freude macht,

b) weil ich Geld verdienen will,

c) weil ich muss.

4) Das Leben

a) sollte man genießen, so gut es geht,

b) ist eine Mischung aus Vergnügen und Leid,

c) ist ein einziger Kampf.

5) Ich habe Geldmünzen und Scheine

a) schon immer gern gehabt,

b) stets neutral gesehen,

c) schon immer unappetitlich gefunden.

6) Das letzte Mal habe ich einen Geldschein genau in allen Einzelheiten betrachtet:

a) Erst vor wenigen Tagen / Stunden.

b) Vor langer Zeit (über 6 Monate).

c) Noch nie.

7) Geldscheine und Münzen habe ich das letzte Mal gestreichelt:

a) Erst vor wenigen Tagen / Stunden.

b) Vor langer Zeit (über 6 Monate).

c) Noch nie.

8) Wenn ich mal überdurchschnittlich viel Geld zur Verfügung habe,

a) genieße ich das und freue mich daran,

b) überlege ich, wie ich es am sinnvollsten anlegen kann,

c) habe ich ein schlechtes Gewissen und das Gefühl, nicht so viel verdient zu haben.

9) Wenn ich mal unterdurchschnittlich wenig Geld zur Verfügung habe,

a) reagiere ich gelassen, es wird schon wiederkommen,

b) bin ich leicht beunruhigt und überlege, wie ich das ändern kann,

c) reagiere ich stark beunruhigt, ärgerlich oder auch verängstigt.

10) Wenn ich plötzlich Geld gewinne oder geschenkt bekomme,

a) bin ich hoch erfreut, gebe sofort etwas aus und mache einem geliebten Menschen davon ein Geschenk,

b) freue ich mich und überlege, wie ich es am besten verwenden soll,

c) frage ich mich oft, warum es nicht mehr hätte sein können.

Und bist du schon gespannt auf deine Auswertung?

Dann lass dich überraschen... ☺

Schmunzelnde Auswertung

Lass mich wiederholen, dass es hier nicht um tierischen Ernst geht, sondern darum, deinen Humor miteinzubeziehen, um offen zu sein für jene Aha-Erlebnisse, die du brauchst, um dich für einen neuen Umgang mit Wohlstand – aber auch mit dem Leben an sich – zu öffnen.

Hast du 8 Mal oder öfter a) angekreuzt?

Dann scheinst du ein recht gesundes Verhältnis zu und einen eher spielerischen Umgang mit Geld zu haben ☺. Dazu gratuliere ich dir, denn dieser wird deiner seelischen Gesundheit sehr zugutekommen.

Freue dich über diese Bestätigung durch meinen Wohlstands-Test! Und pflege diese Einstellung auch weiterhin – das ist meine Empfehlung.

Denn wieviel Geld auch immer du zur Verfügung hast – aus meiner Sicht bist du ein reicher Mensch und trägst ein hohes Glückspotential in dir; aber vermutlich auch viel Lebensfreude – und zwar auch dann, wenn dein Bankkonto eine andere Sprache spricht.

Hast du 7 Mal oder öfter b) oder c) angekreuzt?

Dann lege ich dir mein „Wohlstands-Praktikum" ans Herz, denn es wird dir helfen, Blockaden zu lösen, derer du dir vielleicht gar nicht bewusst bist.

Gönne dir etwas mehr Entspanntheit und Leichthändigkeit – nicht nur beim Umgang mit materiellen Dingen, sondern auch bei seelischen Problemen; löse dich von dem Vorurteil, Geldverdienen hätte zwangsläufig mit harter Arbeit zu tun; und immer auch mit Entbehrung und Verzicht.

Hast du 7 Mal oder öfter b) angekreuzt?

Dann ist dein Verhältnis zu Geld wohl von Nüchternheit und Besonnenheit geprägt, weil dir der humorvolle Umgang mit dem Leben fehlt – offenbar ist dein Sicherheitsstreben zu sehr durch Vernunft geprägt.

Wie wäre es mit mehr Leichtigkeit?

Und die Bereitschaft, gelegentlich etwas mehr loszulassen?

Nämlich innerlich wie äußerlich?

Ich denke, du solltest lernen, dich mehr am Leben zu freuen und Geld nicht bloß als Werkzeug zu sehen; sondern es als Freund oder Partner begrüßen, der dir viel Vergnügen bereiten kann – wenn du dafür bereit bist.

Hast du 7 Mal oder öfter c) angekreuzt?

Dann spricht dies für ein miserables Verhältnis zu Geld, was dir gar nicht unbedingt bewusst sein muss.

Leidest du unter materiellen Existenzängsten?

Und generell unter innerer Unsicherheit?

Aber auch unter mangelndem Selbstwertgefühl?

Hast du das Gefühl, du wärst immer zu kurz gekommen?

Und sabotierst dich meist selber in deinem Erfolg?

Dann solltest du dein Schicksal entschieden in die eigenen Hände nehmen und bereit sein, deine Selbstbestrafungs-Mechanismen zu erkennen; denn erst dann kannst du sie auflösen.

Hör auf, nur dazusitzen und zu jammern, weil du glaubst, Geld würde es nicht gut mit dir meinen; und gönne dir meine „Selbstwert Powerbox" (die du auf meiner Produkte-Seite findest), um dein Selbstwertgefühl aufzubauen und dich für deinen wohlverdienten Wohlstand zu öffnen!

Hast du andere Kombinationen angekreuzt?

Dann ist dein Verhältnis zu Geld wohl gemischt, aber durchaus entwicklungsfähig, weil dir vermutlich die nötige Selbstbewusstheit fehlt – nämlich die Bewusstheit deiner Blockaden. Und vermutlich täte dir auch etwas mehr Phantasie wohl.

Also lerne, dem Geld so zu begegnen, wie du selbst es dir von einem guten Freund oder einer Freundin wünschen würdest; denn dann wird es dich nicht enttäuschen – und dein Leben wird sich als Ganzes zum Positiven verändern.

Optimierungsmöglichkeiten gibt es sogar, wenn du aktuell mit dir zufrieden bist, denn etwas mehr Optimismus und Lebensfreude werden deinen aktuellen Zustand jedenfalls verbessern.

Dabei werden dir meine bereits erwähnten Online-Angebote gute Dienste erweisen und dir mehr Leichtigkeit, Fülle und Wohlstand schenken.

Ich hoffe, dieser schmunzelnde Test hat dir eine neue Klarheit geschenkt, weil du ihm mit dem nötigen Humor begegnet bist!

Nun wünsche ich dir einen leichten und nachhaltigen Selbstheilungs-Prozess und freue mich, wenn ich dich dabei begleiten darf; sodass du bald ein stabiles Selbstwertgefühl entwickelst.

Öffne dich für all den Wohlstand, den du dir wünschst und den du meiner Ansicht nach auch verdient hast!

Und erinnere dich an meine Überzeugung:

Du bist ein einzigartiges Geschenk für diese Welt; und die Welt wartet darauf, dass du dieses Geschenk erkennst, auspackst und der Welt – und dir selbst – darbringst ☺.

Du und deine Lebenseinstellung

Auch deine Einstellung zum Leben wirkt sich maßgeblich auf deine Selbstverwirklichung aus – also begeben wir uns auf ihre Spuren...

Kennst du deine Lebenseinstellung?

Ist sie eher positiv oder eher negativ?

Bist du dir dessen (immer) bewusst?

Wovon hängt sie ab?

Wechselt sie je nach den Umständen oder ist sie eher stabil?

Die folgenden Gegenüberstellungen aus diversen Lebensbereichen bieten dir die Möglichkeit, deine Lebenseinstellung zu überprüfen.

Achte allerdings darauf, nicht allzu sehr in die Wertung zu gehen; vor allem wenn du dich in einer eher destruktiven Lebenseinstellung wiedererkennst!

Sondern geh in dein „Ja zu mir" und nimm dich in deinem So-Sein an; denn erst dann wird es dir gelingen, das, was du ändern möchtest, auch tatsächlich zu verändern.

Lies die verschiedenen Gegenüberstellungen, achte auf deine erste Reaktion und lass sie dann noch in dir nachwirken...

Siehst du das Glas üblicherweise als halb voll oder halb leer?

Ist eine Rose für dich eine wunderschöne und duftende Blume oder voller Dornen, die dich stechen wollen?

Siehst du die schöne Aussicht oder die schmutzigen Fenster?

Überraschungen empfindest du als spannend und belebend oder als stressig und bedrohlich?

Ist der Sinn des Lebens für dich glücklich zu sein und andere glücklich zu machen oder musst du die Zähne zusammenbeißen und nur deine Pflicht erfüllen?

Lebst du deine Träume oder empfindest du dein Leben als Alptraum?

Wenn du dein Leben symbolisch beschreiben sollst, siehst du es als bunten Strauß von Möglichkeiten oder als bösen Kriegsschauplatz im „Jeder-gegen-jeden"?

Wenn eine neue Liebe beginnt, schenkst du deinem Gegenüber einen Vertrauensvorschuss – auch wenn du schon die eine oder andere Enttäuschung erlebt hast oder bist du misstrauisch und erlaubst dir nicht, dich für diese Liebe zu öffnen?

Wenn du krank bist, bist du zuversichtlich, dass dir geholfen wird oder du selbst dich heilen kannst oder denkst du sofort an das Schlimmste?

Beschreibst du dich selbst als angenehme, liebenswürdige und sympathische Person oder eher voller Fehler, Schwächen und Unzulänglichkeiten?

Dein Du hat dich verlassen – erkennst du darin die Chance für eine neue, glücklichere Beziehung oder geht für dich die Welt unter?

Wenn sich jemand um deine Freundschaft bemüht, freust du dich über die Erweiterung deines Lebenskreises oder bist du eher ablehnend und eigentlich lieber allein?

Du wirst von deiner Firma wegrationalisiert und denkst (vielleicht nach dem ersten Schock): „Das könnte eine tolle Gelegenheit für einen beruflichen Neubeginn sein!" oder ärgerst du dich über die anderen, die nicht gekündigt wurden und bist enttäuscht, dass es gerade dich getroffen hat? Machst dir zugleich aber Vorwürfe, weil du sicher nicht gut genug warst?

Siehst du dich in 10 Jahren deinen Zielen näher und noch zufriedener als heute oder noch mehr unter Druck, erschöpft und überfordert?

Wenn du dir die Nachrichten ansiehst, fokussierst du dich besonders auf die positiven, aufbauenden und kannst dich ehrlich darüber freuen oder fokussierst du dich vor allem auf die „Bad News" und regst dich über all die Worst Case Szenarien auf, die dir im Kopf herumschwirren?

Denkst du, wenn du kritisiert wirst, dass dies vor allem das Problem des Kritikers ist oder greifst du diese Kritik auf und legst noch eine ordentliche Portion Selbstkritik dazu?

Wenn jemand dir erklärt, er sähe das Leben als großes Wunder, pflichtest du ihm begeistert bei oder hältst du ihn für abgehoben und in seiner Wahrnehmung eingeschränkt?

Eine Prüfung ist für dich eine willkommene Gelegenheit, deinen Wissensstand zu überprüfen und dir ein Erfolgserlebnis zu holen oder eine Katastrophe, bei dir dich der Prüfer nur fertigmachen möchte?

Empfindest du es als wundervolle Chance, dein Kind ins Erwachsenwerden zu begleiten oder siehst du in der Aufzucht deines Kindes nur die Mühe und Überlastung?

Konnte ich dir einige für dich wertvolle Anregungen geben?

Wie ging es dir mit meinen Gegenüberstellungen aus diversen Lebensbereichen?

Konntest du dich leicht auf einer der beiden Seiten wiederfinden?

Oder hast du teilweise geschwankt, weil beide Seiten eine gewisse Berechtigung haben?

Diese Gegenüberstellung ergibt natürlich kein quantitatives Ergebnis mit Prozentzahlen, wo du mit deiner Lebenseinstellung stehst; sondern eher einen qualitativen Eindruck.

Denn erstens ist deine Lebenseinstellung nicht starr, sondern sie variiert – zumindest ist das meine Erfahrung.

Und zweitens würde es dir nicht viel bringen, wenn ich dir beispielsweise sage, dass du zu 48% positiv gestimmt bist oder gar nur zu 24%.

Stattdessen möchte ich dir Denkanstöße bieten und dir immer wieder die Möglichkeit geben, dich mit einem der beiden Pole zu identifizieren – und dann vielleicht in dem einen oder anderen Zusammenhang umzudenken und dir eine neue Lebenseinstellung anzueignen.

Aber all das sollte möglichst sanft und ohne Druck geschehen, denn Druck erzeugt immer Gegendruck. Und das scheint mir gerade im Zusammenhang mit Persönlichkeitsentwicklung nicht sinnvoll zu sein.

Achte daher auf darauf, dass du nicht allzu sehr in die Wertung gehst, wenn dein Glas halbleer ist und du in deinem Leben vor allem das Jeder-gegen-jeden wahrnimmst – es gibt Lebensphasen, in denen uns das einfach leichter fällt als die jeweils hellere Variante.

Was könntest du tun, wenn sich dein Glas halbleer anfühlt, um die aktuell für dich nicht wahrnehmbare Fülle zu erkennen?

Wofür könntest du dankbar sein?

Und was in deinem Leben könntest du (mehr) wertschätzen?

Wen könntest du (mehr) wertschätzen?

Und was könntest du an dir selbst (mehr) wertschätzen?

Magst du jemand anderen fragen, was er oder sie an dir wertschätzt?

Was könnte dir helfen, die Schönheit der Rose und die schöne Aussicht zu sehen, anstatt dich nur auf die Dornen und das schmutzige Fenster zu fokussieren?

Wer könnte dir dabei helfen, weil er oder sie (aktuell oder generell) eine optimistischere Lebenseinstellung hat?

Wie könntest du dich mit all den Überraschungen anfreunden, die dir dein Leben immer wieder bietet – ob du willst oder nicht?

Erinnerst du dich an eine Überraschung, die dir Freude bereitet hat?

Könnte dir diese Erfahrung nicht Vertrauen vermitteln, dass auch die nächsten Überraschungen erfreulich sein können; du dich also entspannen kannst?

Wie wäre es, wenn du mehr auf deine Träume achten und dir auch bewusst mehr Tagträume erlauben würdest, auf die du Einfluss nehmen kannst – sodass du das, was dir bisher als Alptraum erschienen ist, als spannende und interessante Erfahrung wahrnehmen könntest?

Wie könnte es dir gelingen, das, was du glaubst, tun zu müssen, frei und aus eigenem Antrieb – und vielleicht sogar gern und mit Begeisterung – zu tun?

Kennst du Menschen, die das können und von denen du dies lernen möchtest?

Wie wäre es, wenn du für dich dieses Jeder-gegen-jeden in ein großes Miteinander umwandeln würdest, bei dem alle voneinander profitieren?

Wenn du also erkennst, dass du mit der nötigen Kreativität sogar aus den egoistischsten Handlungen anderer profitieren kannst?

Welchen Gewinn könntest du sogar im Verlassen-Werden erkennen?

Vor allem dann, wenn du dein inneres Kind über seinen Schmerz tröstest und ihm versprichst, ihm von nun an selbst all das zu geben, was es sich von einer Beziehung wünscht?

Wie wäre es, wenn du eine Krankheit – und die Pause, zu der sie dich zwingt – als Chance sehen würdest?

Und wenn du sehr aufmerksam auf die Botschaft, die dir deine Seele damit geben möchte, achtest – ganz im Sinn des: „Sagt die Seele zum Körper: geh du voran mit einer Krankheit, mir glaubt sie / er nicht!"?

Wäre es nicht schön, wenn du dich selbst als das einzigartige Geschenk, das du für die Welt bist, erkennen würdest?

Und wenn du zwar deine Schwächen und Fehler erkennen, dich aber dennoch lieben und wertschätzen würdest?

So wie andere es ja auch tun und dich dennoch liebenswert finden?

Und so wie auch du andere trotz ihrer Fehler und Schwächen schätzt?

Wie wäre es, wenn du deine Vergangenheit vergangen sein ließest und ihr keine Macht mehr über deine Gegenwart geben würdest?

Wenn du also einem neuen Du ebenso viel Vertrauen entgegenbringen würdest, wie du es dir auch von ihm wünschst?

Wie kann es dir gelingen, offenen Herzens neue Menschen in deinem Leben willkommen zu heißen?

Wäre es nicht sinnvoll, all das, was dir im Augenblick nicht schmeckt als Geschenk zu erkennen – auch wenn dir die Verpackung nicht gefällt?

Wie oft hast du im Nachhinein erkannt, dass das, was dir anfangs ganz und gar nicht gefallen hat, letztlich wertvoll war für dein Leben und deine Weiterentwicklung?

Wäre es daher nicht klug, deinem Leben mehr Vertrauen entgegen zu bringen?

Wie wäre es, wenn du deine Zukunft mit Vorfreude beleuchten und erhellen würdest?

Weil du weißt, dass du selbst für deine Einstellung verantwortlich bist?

Und damit auch dafür, wie du das, was dein Leben dir bietet, interpretierst – und daraus folgend erfährst?

Wäre es nicht schön, wenn du dich bei allem, was dir an Nachrichten zukommt, auf die Good News fokussieren könntest und die Bad News einfach nicht wahrnehmen würdest?

Oder auch mit einer konstruktiveren Einstellung sehen würdest?

Wie wäre es, wenn du all die Wunder, die dir dein Leben tagtäglich zu bieten hat, auch tatsächlich erkennen würdest?

Und vor allem bewusst für die Mobilisierung deiner Glückshormone nützen würdest, weil du weißt, wie gesund diese sind?

Und wäre es nicht klug, in all den Prüfungen deines Lebens großartige Chancen zu sehen, bei denen du dich bewähren kannst?

Als Gelegenheiten, dir Erfolgserlebnisse zu holen?

Sodass du mit jeder weiteren Prüfung wieder ein Stück weiter in dich selbst hinein wächst?

Und mehr und mehr von deinem Potenzial entfaltest?

Wie wäre es, wenn du auch dein Kind als wundervolles Geschenk erkennen könntest, das dir dein Leben macht?

Ein Geschenk, das deinem Leben mehr Buntheit und Lebendigkeit schenkt?

Und das vor allem auch deinem inneren Kind ein willkommener Spielkamerad ist?

Hast du einige für dich wertvolle Anregungen gefunden?

Oft ist ja schon ein Aha-Erlebnis wertvoll, das uns etwas bewusst macht, was wir bis dahin noch nicht bewusst wahrgenommen haben.

Auf welcher Seite erkennst du dich öfter wieder?

Und ist dir klar, woher diese Lebenseinstellung stammt?

Reagieren deine Eltern ähnlich?

Oder genau gegenteilig – und du reagierst aus Opposition gegen sie so?

Auch das kann ein interessantes Aha-Erlebnis sein ☺.

Vielleicht möchtest du diese Gegenüberstellung noch einmal durchsehen und dich dabei fragen, wie dein Vater und deine Mutter darauf reagieren würden.

Reagieren sie gleich, ähnlich oder sehr unterschiedlich?

Wem von den beiden bist du in Bezug auf deine Einstellung ähnlicher?

Und möchtest du, dass das so bleibt?

Welche Menschen haben dich noch sehr geprägt – insbesondere in deiner Einstellung zum Leben?

Und wer könnte dir als nachahmenswertes Vorbild dienen?

Wessen Lebenseinstellung würdest du dir auch gern aneignen?

Wie wäre es, wenn du mehr Zeit mit dieser Person verbringen würdest?

Damit deren Einstellung auf dich abfärbt?

Lass mich jedenfalls noch einmal betonen: gerade im Zusammenhang mit deiner Lebenseinstellung scheint es mir besonders wesentlich zu sein, liebevoll und nachsichtig mit dir – und vor allem auch deinem inneren Kind – umzugehen.

Denn wenn du tatsächlich destruktive Muster in dir wiederfindest, hast du dir diese ja nicht bewusst und absichtlich angeeignet – sondern meist unbewusst; und es gibt dafür sicher plausible Erklärungen.

Sie mögen aus eigenen frühen Erfahrungen stammen oder auch aus deiner frühkindlichen Prägung durch jene Menschen, mit denen du viel Zeit verbracht hast; oder auch von Menschen, mit denen du nicht so viel Zeit geteilt hast, die dich aber sehr stark beeindruckt haben.

Wir lernen ja auf zweierlei Arten: durch Wiederholung und durch starke emotionale Beteiligung bei einer Erfahrung.

Das heißt, du kannst auch bloß aus einer einzigen früheren Begegnung eine starke Prägung erfahren haben – und das muss dir nicht einmal bewusst sein.

Also sieh dir jegliche Destruktivität nach und bitte deine Seele, dir zu helfen, dein Denken in eine konstruktive Richtung umzupolen.

Dein Gehirn ist ein ungemein plastisches Organ, das du bis ins hohe Alter umprogrammieren kannst; also bist du diesen teilweise uralten Einflüssen nicht hilflos ausgeliefert, sondern kannst dich daraus befreien – allerdings erst wenn du dir ihrer bewusst bist.

Und genau dazu dient diese – hoffentlich auch für dich! – vergnügliche Gegenüberstellung.

Du und deine Archetypen

In diesem Kapitel möchte ich dir mit einer kleinen **Kostprobe** Appetit auf mehr machen, indem ich dir Einblicke in eine großartige Technik zur Erweiterung und Vertiefung deiner Selbsterkenntnis gebe: die **Astrologie**.

Vielleicht befriedigt dich diese **Light-Version** bereits; aber noch viel erfreulicher fände ich es, wenn dich meine Kurzbeschreibungen anregen würden, tiefer einzutauchen und dich an einen Experten oder eine Expertin zu wenden.

Für mich persönlich ist die Astrologie wie eine reich gedeckte Tafel mit einer – auch nach über 45 Jahren intensiver Beschäftigung damit immer noch erstaunlichen – Fülle an Hinweisen zu dem, was ich wissen sollte, um ein erfülltes Leben zu haben; aber auch um all die Herausforderungen, vor die mich mein Leben stellt, zu meistern.

Ein anderer Vergleich wäre ein Schlüsselbund mit zahllosen Schlüsseln, die mir all jene Lebensräume eröffnen, die zu erkunden und in Besitz zu nehmen ich auf die Welt gekommen bin.

Aber bei beiden Metaphern sollte ich hinzufügen, dass sie nicht starr sind, sondern sich ständig erweitern; weil ich auch nach so langer Beschäftigung mit der Astrologie immer noch weiter lerne – auch nach vielen Jahren intensiver Beratungstätigkeit.

Besonders beeindruckend war es für mich vor allem, als binnen recht kurzer Zeit viele fremde Menschen zu mir kamen, um ihr Horoskop zu besprechen; nachdem ich in meiner Funktion als Astrologin zweimal im Fernsehen zu sehen war – denn ich war erstaunt, was ich alles aus einem Geburtsbild erkennen konnte.

Dabei kam ich mit einer sehr kritischen Richtung zur Astrologie – im Alter von 25 wurde ich von einer Freundin damit konfrontiert und dachte, das sei kompletter Unsinn:

„Wie können die Sterne irgendetwas in unserem Leben bewirken?"

Aber da ich niemals etwas be- oder gar verurteile, das ich nicht kenne, kaufte ich mir damals mein erstes Astrologie-Buch – was nicht das letzte bleiben sollte ☺.

Denn anstatt mir Argumente gegen die Astrologie zu liefern, zog es mich in ihren Bann und zeigte mir, wie großartig diese Technik ist, wenn sie professionell gehandhabt wird.

Seither bin ich ständig am Weiterlernen und gewinne nicht nur neue, immer tiefer gehende Einsichten über mich selbst und meine Lebensaufgabe; sondern dies hilft mir auch, anderen hilfreichere Einblicke zu geben.

Was ich dir hier anbiete, ist bloß ein Appetitmacher, damit du dich, wenn meine Begeisterung auf dich überspringt, selbst kundig machst.

Entweder indem du dich an eine kompetente Person wendest, die dir einen spezifischen Einblick in dein Geburtsbild und all das, was es zu erzählen hat, gewährt; oder auch indem du dich selbst auf die Reise machst, weil du die Astrologie als wertvolles Tool auch für dich und deine Arbeit erkennst – es würde mich sehr freuen!

Du bekommst hier also keine Rezepte, was es heißt, wenn du ein Stier, Fisch oder Löwe bist – was nichts anderes heißt, als dass deine Sonne im jeweiligen Zeichen steht. Sondern – wenn die Astrologie dir neu ist – bloß einen appetitanregenden ersten Einblick.

Und ich vermute, dass du umso mehr Lust hast, weiter zu forschen, je mehr du dich in diesen Kurzbeschreibungen wiedererkennst. Die entsprechende Prägung kann durch eine starke Sonnen- oder Mondposition in einem Zeichen bedingt sein oder auch durch den Aszendenten.

Natürlich spielen alle anderen Planeten in ihren jeweiligen Häusern und Aspekten eine wichtige Rolle in deinem Lebens-Orchester; aber diese solltest du dir wirklich ausführlich deuten lassen.

Im Prinzip arbeitet die Astrologie mit 12 Archetypen, denen jeweils ein Tierkreiszeichen, ein Haus und ein Planet zugeordnet ist; und mit diesen werden wir hier spielen.

Das astrologische Haus erzählt etwas über das Wo, also den Lebensbereich, in dem sich die angezeigte Qualität äußert; das Tierkreiszeichen zeigt das Wie, also wie diese Qualität ausgelebt wird; der Planet lässt das Was erkennen, worum es also geht.

Niemand ist nur einem einzigen Archetyp zuzuordnen; aber meist zeigt sich im Mischungsverhältnis doch ein gewisser Schwerpunkt einiger Archetypen.

Am besten liest du bei deinem Sonnenzeichen nach und fühlst, wie sehr du wirklich vom entsprechenden Archetyp geprägt bist – sind dir dein Mond- und dein Aszendenten-Zeichen bekannt, solltest du auch diese Archetypen zu Rate ziehen, denn auch sie sind wichtig und meist auch recht leicht wiederzuerkennen.

Vor allem der Aszendent, weil er der individuellste Punkt im Horoskop ist; denn du hast am Tag deiner Geburt 12 verschiedenen Sternzeichen zur Wahl und kannst deinen Aszendenten jeweils davon beeinflussen lassen.

In meiner Philosophie entscheidest du auf Seelenebene selbst über dein Horoskop, wählst also sehr bewusst deine Prägung (mit all deinen Stärken, Schwächen und Lebensaufgaben) – wie in einer Art Lebens-Menü oder, wie ich es nenne, deinen Seelenplan.

Archetyp 1 – 1. Haus / Widder / Mars

In reiner, unverfälschter Form gelebt, ist dieser feurige Archetyp sehr aktiv, energisch, dynamisch und ehrlich; er zeigt sich auch mal aggressiv, impulsiv und cholerisch. Es ist der unabhängige Pionier, der Impulse gibt und gern die Initiative ergreift; unbekümmert und aktiv beginnt gern Neues, überlässt die Ausführung aber gern anderen.

Kämpferisch, impulsiv und ungeduldig strebt er vorwärts und weiß sich mutig durchzusetzen und seine Wünsche zu realisieren. Dabei ist er unabhängig, nimmt er klare Positionen ein, kann gut mit Konflikten umgehen und durchaus auch „nein" sagen; unbekümmert und tatendurstig liebt er Herausforderungen.

Archetyp 2 – 2. Haus / Stier / Venus

In reiner, unverfälschter Form gelebt ist dieser erdige Archetyp eher bodenständig, praktisch und sehr sesshaft; dabei ist ihm Haben wichtiger als Sein; vor allem schätzt er materielle Sicherheit. Er ist naturverbunden, sinnlich und hingabefähig, weiß zu genießen und hat viel Sinn für das verwertbare Schöne.

Stabil, zuverlässig und geduldig plant er stets längerfristig und bleibt beharrlich dabei, seine stets realistischen Pläne umzusetzen. Wenn er sich abgrenzt, dann meist friedlich.

Archetyp 3 – 3. Haus / Zwilling / Merkur

Ideal ausgelebt ist dieser luftige Archetyp sehr flexibel und lebhaft; stets vielseitig interessiert, wissensdurstig und offen für das Unbekannte; dabei extrem wach, neugierig und aufmerksam; ständig reflektiert, hinterfragt und relativiert er alles und jeden.

Dabei ist er redegewandt und kommunikativ, braucht in der Interaktion mit der Umwelt verbale Kommunikation wie die Luft zum Atmen; im Gedankenaustausch ist er kontaktfreudig, vermittelnd und wertfrei, dabei aber meist unverbindlich. Er ist stets in Bewegung – körperlich, geistig und seelisch; humorvoll, wie er ist, kann er auch über sich selbst lachen.

Archetyp 4 – 4. Haus / Krebs / Mond

Ideal ausgelebt ist dieser wässrige Archetyp empathisch, fürsorglich und mütterlich (auch als Mann).

Er ist vorsichtig, bewahrend und sammelt mit Vorliebe Erinnerungen, Dinge und Eindrücke. In seiner starken Empfindsamkeit und Einfühlungsgabe wirkt er heilsam und tröstend; sucht dabei stets Geborgenheit, emotionale Sicherheit und Romantik.

In der Verarbeitung von Ereignissen ist er seelisch beeindruckbar und phantasievoll; vor allem in der Kindheit ist er eher verträumt und zieht sich gerne zurück. Im Zusammenleben ist er aufmerksam, feinfühlig und nährend und braucht stets die Rückverbindung mit seinen Wurzeln.

Archetyp 5 – 5. Haus / Löwe / Sonne

In idealer Ausprägung ist dieser feurige Archetyp lebenslustig, großzügig und protegierend; charismatisch und stolz herrscht er in seinem Revier (seiner Familie, seiner Firma...) und duldet keine Autorität über sich.

Er ist vital und strahlt natürliche Macht aus und ist dabei selbstbewusst, selbstsicher und tolerant; optimistisch und vertrauensvoll lebt er ganz im Hier und Jetzt. Da er gern im Mittelpunkt steht, verwirklicht er sich am liebsten spielerisch in seiner Selbstdarstellung; dabei mag er Bequemlichkeit, liebt das Leben und ist meist kreativ.

Archetyp 6 – 6. Haus / Jungfrau / Merkur

Dieser erdige Archetyp ist in idealer Ausprägung verlässlich, verantwortungsbewusst, praxisbezogen und realistisch; er dient und berät gerne und passt sich in der sozialen Integration gut den Umständen an.

In der Gestaltung des Arbeitsalltages hat er ein gutes Zeitgefühl und ist effektiv, effizient und arbeitsam; dabei sehr nützlich und hilfreich; äußerst kritisch setzt er seine Prioritäten vernünftig, ordentlich und vorsichtig.

Im Umgang mit dem Thema Gesundheit (der eigenen oder in seinem Beruf) ist er analytisch, vernünftig und klug; er ist genügsam bis zur Askese.

Archetyp 7 – 7. Haus / Waage / Venus

Idealerweise ist dieser luftige Archetyp ausgleichend, Du-orientiert und sehr harmoniebedürftig. Er liebt Gemeinsamkeit und Ergänzung; ist im Umgang mit anderen liebenswürdig, zuvorkommend, partnerschaftlich und charmant; im Team wirkt er ausgleichend, diplomatisch und vermittelnd.

Seine Partnerschaften meistert er gerecht, versöhnlich und friedliebend; stets abwägend und nach Harmonie strebend sucht er den Ausgleich. Dabei ist er schönheitsliebend, geschmackvoll und liebt Ästhetik und die schönen Künste.

Archetyp 8 – 8. Haus / Skorpion / Pluto

In idealer Ausprägung ist dieser wässrige Archetyp der intensivste und leidenschaftlichste von allen. Sein Forschergeist ist tiefschürfend, detektivisch und psychologisch; er liebt Geheimnisse und deren Erkundung und geht im Aufdecken von Verdrängtem kompromisslos der Wahrheit auf den Grund.

Im Umgang mit Macht ist er engagiert und opferbereit; zuweilen aber auch selbst zerstörerisch. Er ist eifersüchtig und es fällt ihm schwer, loszulassen; dennoch ist er ständig in Transformation und steigt dabei dank seiner enormen Regenerationskraft immer wieder wie Phoenix aus der Asche.

Archetyp 9 – 9. Haus / Schütze / Jupiter

Ideal ausgelebt ist dieser feurige Archetyp großzügig, abenteuerlustig und vertrauensvoll; stets auf der Suche nach Horizonterweiterung. Seine Lebenseinstellung ist positiv und optimistisch; stets aufgeschlossen und wahrheitsliebend sucht er nach dem Sinn des Lebens; dabei ist er loyal, sozial engagiert und gerecht.

In seiner ausgeprägten Begeisterungsfähigkeit reißt er auch andere mit; ist dabei aber oft belehrend und rechthaberisch. Seine Ziele reichen ebenso weit wie seine Reisen; Freiheit und Bewegung (körperliche, geistige und seelische) sind ihm enorm wichtig.

Archetyp 10 – 10. Haus / Steinbock / Saturn

Ideal ausgelegt ist dieser erdige Archetyp in seinem Streben sehr ehrgeizig, erfolgsorientiert und leistungsstark; Ansehen ist ihm ebenso wichtig wie Erfolg und Status. In der Überwindung von Hindernissen zeigt er Geduld, Zielstrebigkeit und Durchhaltevermögen; dabei ist er pflichtbewusst, selbstgenügsam bis asketisch.

Er erfüllt seine Aufgaben beherrscht, verantwortungsbewusst und unermüdlich; in der Identifikation mit dem eigenen Image ist er meist integer und bereit, sich alles hart und systematisch zu erarbeiten; dabei ist er sachlich, oft nüchtern und setzt in seiner Berufung Prioritäten.

Archetyp 11 – 11. Haus / Wassermann / Uranus

Ideal ausgelebt ist dieser luftige Archetyp unkonventionell, genial und experimentierfreudig; in seinen Zukunftsvisionen strebt er stets danach, über begrenzte Vorstellungen hinaus zu wachsen und seinen hohen Idealen und großen Hoffnungen zu folgen; dabei ist er genial und erfinderisch.

In der Entwicklung von sozialem Gewissen ist er zukunftsorientiert, idealistisch und human; unter Gleichgesinnten ist er kameradschaftlich, altruistisch und freundlich; allerdings auch distanziert.

Wenngleich er bereit ist, sich für Gemeinnützigkeit einzusetzen, bleibt er dabei immer individualistisch und auf seine Freiheit bedacht; dabei ist er hoch intuitiv und hat originelle Einfälle.

Archetyp 12 – 12. Haus / Fische / Neptun

Ideal gelebt ist dieser wässrige Archetyp extrem einfühlsam, mitfühlend und opferbereit; in der Hingabe an eine größere Aufgabe ist er anpassungsfähig und gibt sich selbstlos hin; im heilerischen Umgang mit Leid (dem eigenen oder dem anderer) kann er sein Ego überwinden.

In der Einfühlung in andere fühlt er stark die All-Einheit und kann sich leicht für Transzendenz öffnen. Verträumt und phantasievoll ist er eher passiv und schwimmt mit dem Strom; dabei arbeitet er gern im Verborgenen und in stiller Einkehr; seine Einbildungskraft entwickelt er meist schon früh und lässt dabei auch Übersinnliches zu.

Wie dir vielleicht aufgefallen ist, werden zwei Archetypen jeweils von demselben Planeten (Merkur und Venus) beherrscht. Daher haben wir eine eher vom Zwilling und eine eher von der Jungfrau gefärbte merkurische Persönlichkeit. Sowie eine eher vom Stier und eine eher von der Waage geprägte venusische Ausprägung. Die Unterschiede zwischen diesen werden dir in meinen Beschreibungen hoffentlich klar.

Wie bereits angedeutet, gibt es in der Astrologie noch viele weitere Faktoren, die alle mehr oder weniger prägend wirken auf die entsprechende Persönlichkeit, aber auch auf ihr ganzes Leben – und je authentischer wir unsere (in unserem Horoskop angedeuteten) Anlagen erkennen und entfalten, umso erfüllter und erfüllender gestaltet sich unser Leben.

Ist es mir gelungen, dir mit meinen Kurzbeschreibungen das eine oder andere Aha-Erlebnis zu bescheren?

Hast du dich teilweise oder gar sehr stark in einer oder einigen der Beschreibungen wieder gefunden?

Fühlst du Bestätigung – vielleicht für bisher Unterdrücktes, nicht so frei Gelebtes?

Dann freut es mich, denn aus meiner langjährigen Erfahrung damit ist die Astrologie eines der wertvollsten Instrumente zur vertieften Innenschau und Selbsterkenntnis.

Du und deine Zahlen

Auch die **Numerologie** ist aus meiner Sicht ein wertvolles Instrument zur vertieften Selbsterkenntnis, auf das ich dir gern Appetit machen möchte. Sie ist etwas einfacher als die Astrologie; bietet für mich jedoch eine wertvolle Ergänzung zu dieser; weniger in dem Sinn, als sie mir neue Einsichten schenkt, als in der Bestätigung dessen, was ich bereits im Horoskop sehen kann.

Das numerologische System, das ich anwende und in das ich dir hier einen Einblick gebe, geht auf Pythagoras zurück. Es unterscheidet 9 Archetypen, die in mehreren relevanten Zahlen ihren Niederschlag finden.

Die wesentlichste – und für bewusst lebende Menschen am meisten spürbare – Zahl ist unsere Lebenszahl. Sie ergibt sich aus der Quersumme unseres Geburtstages.

Also hat jemand, der beispielsweise am 17.11.1984 geboren wurde, die Lebenszahl 5, weil 1 + 7 + 1 + 1 + 1 + 9 + 8 + 4 = 32. Daraus ergibt sich die Quersumme 5.

Ich habe hier Kurzbeschreibungen der 9 verschiedenen Typen für dich zusammengestellt. Wenn du dich stark mit deiner Lebenszahl identifizieren kannst, empfehle ich dir, dich eingehender mit der Numerologie zu befassen.

Vor allem weil dir dann wohl auch die anderen Zahlen interessante Aufschlüsse bieten:

- die Seelenzahl, die sich aus den Vokalen deines Namens ergibt;
- die Persönlichkeitszahl aus deinen Konsonanten;
- die Schicksalszahl aus dem ganzen Namen;
- die Reifezahl aus Namen und Geburtsdatum;
- die Tageszahl;
- die Einstellungszahl;

- die persönliche Jahreszahl...

Mir haben meine Zahlen jedenfalls neue Tiefen in meinem eigenen Wesen (und dem meiner Klient/innen) erschlossen und vieles bestätigt und damit bestärkt, was mir das Geburtsbild bereits verraten hat. Und ich denke, das werden sie auch für dich tun, wenn du dich für diesen Selbsterkenntnis-Weg begeisterst.

Diese kleine Übersicht über wesentliche Charakterzüge in der reinen Ausprägung erhebt natürlich keinen Anspruch auf Vollständigkeit. Daher forsche bitte eigenständig weiter, wenn meine Begeisterung auch dich Feuer fangen lässt.

Interessant sind auch die Schatten-Ausprägungen, die es genau wie bei den astrologischen Archetypen natürlich auch hier im „zu viel" oder „zu wenig" der entsprechenden Energie gibt.

Ein Mensch mit der Lebenszahl 1

Ist ein natürlicher Anführer voller Selbstvertrauen und Mut; sehr kraftgeladen braucht er ständig geistige Anregungen; mit zielstrebiger Willenskraft strebt er stets nach Selbstverwirklichung und wartet nicht auf die Zustimmung anderer.

Er liebt den Wettbewerb und gedeiht sehr gut unter Konkurrenz; dennoch weiß er unabhängig und selbst bestimmt die Initiative zu ergreifen.

Bei all dem braucht er Freiheit – vor allem auch im Denken – und hält kaum Autorität über sich aus. Auch für tägliche Routine ist er nicht geschaffen.

Als risikobereiter, innovativer und kreativer Pionier ist er bereit, sich zukunftsorientiert auf Unbekanntes einzulassen; er ist hoch kreativ und hat einen starken Impuls, seine Ideen in die Welt zu bringen; braucht aber ein Team, um seine originellen Ideen umzusetzen.

Er ist begeisterungsfähig und kann andere begeistern und deren Entwicklung beschleunigen; als Unternehmer muss er lernen, zu delegieren und seine Impulse klar zu formulieren, um nicht zu fordernd aufzutreten.

Er ist ein schöpferischer Denker und Visionär mit einer starken Vorstellungskraft und seine Energie ist immer erwartungsvoll gespannt; dabei ist er stets hoch aktiv und kann sich selbst, aber auch andere gut motivieren ...

Ein Mensch mit der Lebenszahl 2

Ist extrem sensibel und sensitiv und der geborene Mediator und Friedenstifter; seine Hauptanliegen sind Harmonie, Ausgleich und Liebe; dabei ist er verständnisvoll, diplomatisch, taktvoll und aufrichtig.

Er ist fürsorglich, partnerschaftlich, stark du-orientiert und sucht immer nach Win-Win-Situationen; wohl und sicher fühlt er sich nur, wenn er gebraucht wird; er braucht Zärtlichkeit, Innigkeit und Nähe und liebt es, anderen zu dienen; meist gibt er mehr, als er annehmen kann.

Gern bringt er sich in Gruppen ein und nimmt im Team alle Emotionen wahr; dabei läuft er Gefahr, Energievampiren zum Opfer zu fallen; daher muss er lernen, sich emotional von anderen abzugrenzen.

Er ist geduldig und belehrbar; ergeht sich gern in Details und vollendet die Dinge, die andere initiiert haben.

Meist ist er schüchtern und möchte nicht im Rampenlicht stehen, weil er lieber hinter den Kulissen arbeitet und sich nur in vertrauter, sicherer Umgebung richtig wohl fühlt; Druck und plötzliche Veränderungen verträgt er nicht gut.

Die Zwei ist hoch intuitiv, spirituell interessiert und mit starkem „Bauchgefühl", oft sogar medial begabt; sie fragt sich, wie andere die Welt anders wahrnehmen können...

Ein Mensch mit der Lebenszahl 3

Ist ein großer Kommunikator und Geschichten-Erzähler; intelligent, eloquent und äußerst kreativ liebt er es, andere mit seiner Darstellung zu unterhalten (Entertainer).

Sein Hauptanliegen ist der kreative Selbstausdruck in Wort und Schrift; daher ist er der begnadete Schriftsteller, Berater, Redner oder Lehrer; dazu nimmt er Wissen auf, verarbeitet es und gibt es zeitgemäß wieder; immer mit der Motivation, das Leben anderer zu verbessern.

Als humorvoller Optimist, der andere gern aufbaut, gedeiht er im sozialen Austausch; er liebt das Leben und inspiriert sich und andere mit seiner positiven Lebenseinstellung; dabei ist er kindlich, gewinnend und charmant, wirkt aber oft ungreifbar.

Hochsensitiv wie er ist, nimmt er schwammartig die Emotionen anderer auf; er hat ein waches Auge für alles Außergewöhnliche und hat stets viel zu viel zu tun in viel zu wenig Zeit.

Mit seiner gesteigerten Vorstellungskraft sieht er mehr als nur das, was da ist; er lebt gern in seiner Welt romantischer Gefühle und fühlt sich in seiner Traumwelt behaglicher als in der Realität.

Er muss lernen, entspannt mit Stress-Situationen umzugehen...

Ein Mensch mit der Lebenszahl 4

Ist ein geborener Lehrer, Trainer, Wissens-Lieferant; verantwortungsvoll, zuverlässig und vertrauenswürdig sorgt er stets für Sicherheit, Fortschritt und Stabilität; dabei ist seine Devise: „Gut Ding braucht Weile!".

Kaum je hat er Leerzeiten, weil er immer im Tun ist und Zeit für ihn ein Gut ist, das er nicht verschwenden möchte.

Als systematischer Perfektionist bringt er Ordnung ins Chaos; er liebt seine Arbeit und ist ein kluger, effizienter Pflicht-Erfüller und arbeitet geduldig, präzise, hart und methodisch für seine Ziele.

Er liebt Routine und Regeln und möchte Angefangenes unbedingt abschließen; daher will er genau wissen, was von ihm erwartet wird und plant seinen Tagesablauf ganz genau, damit er in Ruhe seine Listen abarbeiten kann.

Bei all dem möchte er stets die Kontrolle haben und keineswegs dumm oder unvorbereitet erscheinen.

Er schätzt Situationen und erforderliche Maßnahmen richtig ein; löst Probleme gründlich und wirksam und ist technisch und manuell begabt; Theorie taugt für ihn nur, wenn sie praktisch umsetzbar ist...

Ein Mensch mit der Lebenszahl 5

Ist ein mutiger, bewegungshungriger, freiheitsdurstiger Abenteurer, der das Leben als Spielwiese ständig neuer Erfahrungen sieht; dabei möchte er augenblickliche Befriedigung für sein Begehren und hat ständig das Bedürfnis nach Entladung seiner hohen Energie.

Er ist äußerst sinnlich und sexuell aktiv, braucht stets körperlichen Kontakt und Berührung; dabei ist er sehr körperlich und gibt sich voll und ganz dem Leben hin.

Weil er sich gut in Menschen hineinversetzen und deren Bedürfnisse erkennen kann, ist er mit einer starken Überzeugungskraft gesegnet – daher ein guter Verkäufer und geeignet für Werbung; er ist humorvoll und kann auch über sich selbst lachen.

Er ist sehr unabhängig und lässt sich nicht gern einsperren; da er ständig in Bewegung ist – körperlich und geistig

–, ist sein Lebenslauf bunt mit viel Abwechslung, aber auch mit Kehrtwendungen.

Der typische Fünfer liebt Veränderung und tut meist mehrere Dinge gleichzeitig; er ist ruhelos und braucht viel Raum, um ihn zu erforschen; daher reist er gern und will stets in neues, unbekanntes Terrain vordringen

Um den Freiheitsdrang zu meistern, braucht er Selbst-Disziplin...

Ein Mensch mit der Lebenszahl 6

Ist warm, gefühlsbetont, fürsorglich und nährend; legt Wert auf gute Manieren und Kultiviertheit und sieht seine Aufgabe vor allem im Dienst am Menschen; dabei ist er fair, gerechtigkeitsliebend und großzügig.

Mit seiner starken Ausstrahlung, Anziehungskraft und Freundlichkeit ist er selten allein und hat die Fähigkeit, Freundschaften zu pflegen; dabei liebt er gute Gespräche, die in die Tiefe gehen; er ist künstlerisch begabt und ein an Kultur interessierter Ästhet.

Zentrum der Aufmerksamkeit sind Familienangelegenheiten und am liebsten ist er im Kreise seiner Lieben; so ist sein Heim Zentrum für Gemeinsamkeit und Geselligkeit; schon früh trägt er Verantwortung und mangels eigener Familie versorgt er Tiere und Freunde.

Gern arbeitet er in einer Gruppe für einen höheren Zweck und trägt gern zum Wohle der Gesellschaft bei; daher wünscht er sich eine verantwortungsvolle Aufgabe und wird gern um Rat gefragt – auch außerhalb seines Berufs; gegenüber weniger Fähigen ist er intolerant.

Er braucht Wertschätzung und Anerkennung, strebt nach Prestige und macht sich Gedanken um die Meinung anderer; Kritik hält er gar nicht aus; daher arbeitet er nicht gern unter Vorgesetzten und will stets die Kontrolle über die eigene Zeiteinteilung haben...

Ein Mensch mit der Lebenszahl 7

Hat ausgeprägte analytische und intellektuelle Fähigkeiten und ist ein intuitiver Denker und beobachtender Geist; sein Augenmerk richtet sich vorwiegend nach innen; sein aufwärts gerichteter Geist schaut in die Stille, erforscht die Geheimnisse des Lebens und braucht seelischen Tiefgang; sein tiefsinniger Humor zeugt von großem Wissen über das Leben.

Stets strebt er nach innerer Verbindung mit dem Ewigen als Kraftquelle und hat Sehnsucht nach Spiritualität und dem Mystischen; dabei ist er auf der Suche nach dem Sinn des Lebens und fragt stets nach der Bedeutung von Ereignissen und Beziehungen.

Er hat oft das Gefühl, nicht hierher zu gehören und braucht viel Einsamkeit, um sein inneres Leben zu entfalten; er bleibt sein Leben lang ein Lernender, schärft seine Intuition durch Studium und gründliche Lektüre; und arbeitet lieber allein an einem ungestörten Ort.

Er lebt einfach und ist mit sich zufrieden; liebt Zeit in der Natur (möglichst nahe am Wasser) und zieht sich gern aus dem Weltgedränge zurück; im Umgang mit anderen ist er sehr wählerisch; und erst Resonanz und echte Verwandtschaft im Geist führt zu tiefen Freundschaften...

Ein Mensch mit der Lebenszahl 8

Ist erfolgreich, einflussreich und unabhängig; mit starkem Wunsch, die Zügel in die Hand zu nehmen, will er sich mit Macht, Einfluss und Kontrolle durchsetzen; er ist willensstark, entschlossen und eigensinnig und will Recht haben und sich durchsetzen, während er seine Macht unternehmerisch und zum Wohle aller einsetzt.

Mit konstruktivem Führungsstil kann er an kompetente Mitarbeiter / Mitstreiter delegieren und sein Ehrgeiz verbirgt sich hinter wohlgeordneten Gefühlen; dabei erlaubt er weder Einmischung noch Widerstand, sondern fordert und fördert Gehorsam.

Er verhandelt fair, baut auf gesellschaftlichen und kosmischen Gesetzen auf; gutes Urteilsvermögen und Scharfblick machen ihn zum verantwortungsvollen Verwalter für Eigentum und Besitz; dabei hat er sich selbst im Griff, verhält sich stets angemessen; sein ausgeprägter Gerechtigkeitssinn macht ihn rechtschaffen, wenn sein Verhältnis zu Geld, Macht und Kontrolle gesund ist; Geld bedeutet ihm die Freiheit, nachhaltige Werte zu schaffen.

Jede Investition von Zeit und Geld soll ihm Gewinn bringen und er will als beherrschter Herrscher beruflich erfolgreich sein und als Stütze der Gesellschaft anerkannt werden; so schätzt er es, wenn andere zu ihm aufschauen und will bekannt, ja gern berühmt sein...

Ein Mensch mit der Lebenszahl 9

Als charismatische Leitfigur ist er ein mitfühlender Menschenfreund, Humanist, Idealist und großherziger Helfer und Fürsprecher der Unterprivilegierten; er beschützt die Ausgestoßenen und Schwachen und gibt sich in bedingungsloser Liebe der Menschheit hin; als Hoffnungsträger bringt er Zuversicht in Schmerz und Leid; wobei seine Empathie aus Leid und Enttäuschung erwacht.

Als höchst kreativer Denker, Künstler und Meister der Vorstellungskraft strebt er nach Brüderlichkeit und allumfassender Einheit; sein ausgeprägter Sinn für Integrität macht ihn zum geborenen Heiler und Lehrer, der mit dem Gesetz der Resonanz mehr erreicht als im aktiven Tun.

Auf seinem eigenen Weg erlebt er Verzögerungen, Störungen und Umwege und ordnet persönliche Interessen stets den Bedürfnissen anderer unter; oft erlebt er das Aufgehen der Saat, die er gesetzt hat, nicht; und bei ihm ist der Gewinn die Frucht des Dienstes.

Eigene Durchbrüche erlebt er vorwiegend im Dienst am Ganzen; immer wieder streift er die alte Haut ab, lässt Vergangenes los und steigt wie Phoenix aus der Asche; dabei kann er vergeben, Nachsicht üben und Enttäuschungen loslassen; seine Vision steht immer über persönlicher Vorliebe und Abneigung...

Ist es mir gelungen, dir mit diesem kleinen Einblick in die numerologische Sichtweise Appetit auf mehr zu machen?

Dann freut es mich, denn damit beginnt für dich eine spannende Reise in bisher unbekannte innere Welten – sowohl bei dir selbst als auch bei anderen Menschen in deinem Umfeld. Dann möchte ich dir ans Herz legen, Ausschau zu halten nach Weiterbildung und Vertiefung dieser ersten Eindrücke.

Du kennst vermutlich den Gedanken:

„Wenn der Schüler bereit ist, zeigt sich der Lehrer."

In diesem Sinn werden sich auch allerlei Synchronizitäten ergeben und die richtigen Bücher, Videos oder Audios werden auf dich zukommen und dir Zugang zu jener Sichtweise öffnen, mit der du in Resonanz schwingst. Dabei wünsche ich dir viele erhellende Aha-Erlebnisse!

Du und dein Körper

Last but not least wenden wir uns deinem Körper zu; und dafür möchte ich dir ein sehr wohltuendes und heilsames Ritual zeigen.

Dazu ist es hilfreich (wenn auch anfangs teils recht anspruchsvoll), dich nackt vor einen großen Spiegel zu stellen und deinen Körper mit all seinen Aspekten zu erkunden; also erst einmal optisch in Besitz zu nehmen.

Entdecke Detail für Detail in einer Art Reise durch die Welt deines eigenen Körpers; auch wenn sich das anfangs wie die Begegnung mit einem fremden Wesen anfühlt und dir einiges an Geduld abverlangt – aber du wirst sehen, diese Geduld lohnt sich.

Dann erkunde deine körperlichen Formen auch taktil und erfahre sie aufmerksam wahrnehmend und fühlend – gleichermaßen aktiv und passiv...

Streichle deinen Körper (mit den Handflächen, dem Handrücken, den Fingerspitzen...) und empfinde liebevoll zart seine Konturen nach...

Betaste jede deinen Händen zugängliche Stelle deines Körpers behutsam und zugleich sehr aufmerksam...

Entdecke seine weichen Stellen ebenso wie seine härteren, festeren, vielleicht auch gespannteren...

Und schenke dir dabei jene Zärtlichkeit, die du dir von einem geliebten Du wünschst...

Schließe zwischendurch auch die Augen, um dich noch aufmerksamer in deiner Körperlichkeit wahrnehmen zu können – und damit als wahr anzunehmen...

Und fühle zugleich im Annehmen deiner Zärtlichkeit, wie es sich anfühlt, so liebevoll berührt, gestreichelt und angenommen zu werden...

Erlebe diese Entdeckungsreise in die Welt deines Körpers sehr bewusst nicht nur aktiv im liebevollen Berühren, sondern auch passiv im wohligen Berührt-Werden...

Dieses „Berührt-Werden" meine ich übrigens im doppelten Sinn: denn diese liebevolle Erkundung wird dich unweigerlich auch emotional berühren.

Mit diesem Ritual kannst du auch noch in späteren Jahren all das nachvollziehen, was kleine Kinder ganz intuitiv machen: ihren Körper in Besitz nehmen.

Finde – vielleicht sogar staunend – heim in deine körperliche Hülle!

Das ist nicht nur für dich und deine Erdung im Hier und Jetzt wesentlich und wertvoll, sondern auch für erfüllte Begegnungen mit einem anderen Körper – sei dies in einfachen Umarmungen, Zärtlichkeiten oder in der mehr oder weniger erotischen und leidenschaftlichen sexuellen Begegnung.

Ich wünsche dir dabei viel Freude, Genuss und Wohlgefühl!

Du und deine zwei Gesichtshälften

Meine zwei Gesichtshälften haben mich schon immer fasziniert – vor allem ihre erstaunliche Unterschiedlichkeit, die ich allerdings erst in meinen Gesichtshälften-Bildern so richtig wahrgenommen habe.

Was bedeuten diese Unterschiede?

Welche Botschaft liegt darin verborgen?

Was versteckt sich hinter deinen zwei Gesichtshälften?

Den meisten Menschen sind die teils gravierenden Unterschiede zwischen ihren zwei Gesichtshälften gar nicht bewusst. Aber ich denke, dass die Auseinandersetzung damit ungemein wertvoll sein kann – einerseits, um die Selbsterkenntnis zu vertiefen, und andererseits...

Hast du dich schon je intensiver mit deinem Spiegelbild auseinandergesetzt?

Und ist dir schon einmal aufgefallen, wie unterschiedlich deine beiden Gesichtshälften sind?

Wenn nicht, dann bitte mach das jetzt! Ja, genau jetzt! Halte in der Lektüre inne, nimm einen Spiegel zur Hand und betrachte dein Gesicht eingehend!

Achte dabei vor allem auf die mehr oder weniger großen Unterschiede zwischen deinen zwei Gesichtshälften!

Was fällt dir dabei alles auf?

Ist dir eine deiner zwei Gesichtshälften näher?

Magst du sie lieber?

Warum?

Wirkt sie vertrauter?

Und kannst du erklären, warum du die andere nicht so magst?

Wirkt diese vielleicht fremder?

Hast du vielleicht sogar das Gefühl, sie gehört gar nicht zu dir?

Gefällt sie dir nicht?

Oder erinnert sie dich an jemand?

An wen?

Und jetzt empfehle ich dir, einen Schritt weiterzugehen und dir deine Gesichtshälften-Bilder zu gestalten.

Natürlich wirst du in der Spiegelung Unterschiede zwischen deinen zwei Gesichtshälften erkennen; aber du wirst sehen, das ist kein Vergleich zu dem, was sich dir in den Gesichtshälften-Bildern zeigt.

Eine unserer wichtigsten Aufgaben ist es, so glaube ich, unser Potenzial zu entfalten; und dazu brauchen wir die entsprechende Selbsterkenntnis.

Du kannst dich erst verwirklichen, wenn du weißt, wer du bist; und du kannst dein noch schlummerndes Potenzial erst entfalten, wenn du es kennst – diese Einsicht ließ mich ein Leben lang nach hilfreichen Techniken zur erweiterten Selbsterkenntnis suchen; und eine davon ist das Spiel mit den zwei Gesichtshälften.

Wann immer ich die Bilder der zwei Gesichtshälften einer bestimmten Person zusammen montiere, bin ich fasziniert von deren Aussagekraft; aber vor allem das Zusammensetzen meiner eigenen zwei Gesichtshälften zu Gesichtshälften-Bildern bewegt mich immer tief – einfach, weil es mir Persönlichkeitsanteile offenbart, die mir bis dahin noch nicht so vertraut waren.

Um solche Gesichtshälften-Bilder zu gestalten, brauchst du ein möglichst genau frontal aufgenommenes Portrait von dir – das ist wichtig, um deine zwei Gesichtshälften in der Mitte teilen und dann wieder zusammenfügen zu können.

Wenn du ein Foto-Bearbeitungs-Programm beherrscht, dann ist das kein Problem, denn du musst bloß dein Portrait in zwei Hälften schneiden und jeweils spiegeln, um jeweils die beiden rechten und die beiden linken Seiten zusammenzufügen – so erhältst du die Gesichtshälften-Bilder.

Wenn du das nicht selbst kannst, dann bitte jemand, es für dich zu machen.

Das Spiel mit deinen zwei Gesichtshälften zeigt dir deine Licht- aber auch deine Schatten-Anteile; vor allem aber deren Veränderung im Laufe deiner Entwicklung, wenn du über längere Zeit damit spielst.

Für mich sind diese Bilder zu Lebensbegleitern geworden, die mir immer wieder Neues zu erzählen haben; und es würde mich freuen, wenn ich auch dich dazu anregen kann.

Besonders spannend fand ich, dass wir in unseren zwei Gesichtshälften auch unsere Alleingeburt erkennen können – im nächsten Kapitel gehe ich näher auf dieses Thema ein –, denn genaugenommen zeigen sie die Projektion unseres verlorenen Zwillings.

Besonders deutlich wird dieses Phänomen, wenn du bei näherer Betrachtung einen eher männlichen und einen eher weiblichen Anteil erkennst; wir alle – ob Mann oder Frau – tragen beide Pole in uns: Yin und Yang.

Aber dieses Phänomen wird umso deutlicher, wenn du als Mann eine Zwillingsschwester verloren hast. Dann wirst du generell eher ein Yin-Mann sein. Aber eine deiner zwei Gesichtshälften wird besonders weiblich wirken.

Detto, wenn du als Frau einen Zwillingsbruder verloren hast. Dann wirst du generell eher eine Yang-Frau sein. Aber eine Seite wird diese besonders stark zeigen.

Nun, möglicherweise fragst du dich nun, was diese Einsicht dir bringen kann – das kommt darauf an, ob du schon weißt, dass du ein alleingeborener Zwilling bist oder noch nicht.

Ist dir schon bewusst, dass du deinen Zwilling verloren hast?

Wenn ja, dann wird dich die Offenbarung, dass du diesen in deinem Gesicht wiederfinden kannst, vermutlich stark berühren; denn das fühlt sich dann vermutlich an wie ein großes Wiedererkennen – ein *"Endlich bist du da!"* oder *"Endlich habe ich dich wiedergefunden!"*.

Obwohl dir wohl gar nicht bewusst war, dass du ein Leben lang auf der Suche warst – jedenfalls ist das meine Erfahrung mit all jenen, die ich bisher auf dieses Phänomen hingewiesen habe.

Ganz anders wird sich das vermutlich anfühlen, wenn dir dieses Thema neu ist.

Weißt du noch nicht, dass du alleine zur Welt gekommen bist, obwohl du eigentlich zu zweit in diese Inkarnation gestartet bist?

Kannst aber große Unterschiede zwischen deinen zwei Gesichtshälften feststellen?

Dann möchte ich dir unbedingt ans Herz legen, dich näher mit deiner Alleingeburt zu befassen; denn dann kann dir das nächste Kapitel Anlass für eine dein ganzes Leben verändernde Offenbarung sein.

Wer weiß, vielleicht hat dich deine Seele genau dafür zu diesem Buch geführt...

Jedenfalls möchte ich dich nun noch einmal bitten, die Lektüre zu unterbrechen, um dein Gesicht näher zu betrachten und – ob du nun bereits weißt, dass du deinen Zwilling verloren hast oder nicht – Ausschau danach zu halten und dich zu fragen:

Welche meiner beiden Gesichtshälften hat bisher fremd auf mich gewirkt?

Kann ich sie jetzt in einem neuen Licht sehen?

Und meine scheinbar verlorene zweite Hälfte darin erkennen?

Was macht das mit mir?

Tut mir das wohl?

Oder irritiert es mich eher?

Wie geht es meinen zwei Gesichtshälften jetzt miteinander?

Vertragen sie sich?

Schwingen sie in Harmonie?

Oder konkurrieren sie?

Wie könnte ich Frieden und Harmonie herstellen?

Harmonie zwischen meinen zwei Gesichtshälften?

Aber auch zwischen mir und meinem verlorenen Zwilling?

Lass dir Zeit für diese Erkundung, denn sie kann eine völlig neue Lebensphase mit einer komplett neuen Lebenseinstellung einläuten!

Solche Bilder findest du in diesem Blogbeitrag:

https://hsp-test.info/zwei-gesichtshaelften/

Du und deine besondere Anlage

Nun kommen wir zu einer interessanten Anlage, die weit häufiger ist, als allgemein angenommen wird – und wenn dich das Gesetz der Resonanz zu diesem Buch geführt hat, dann ist anzunehmen, dass auch du damit auf die Welt gekommen bist: der HSP in Kombination mit der Alleingeburt und der Scanner Persönlichkeit.

Und wenn das so ist, dann solltest du Bescheid wissen – einerseits um das Beste daraus zu machen; andererseits, um in Zukunft behutsamer mit dir umzugehen.

Vielleicht hast du den Begriff HSP schon gehört oder gelesen und hast dich gefragt, was er bedeutet.

Nun, im Englischen bedeutet er „High Sensitive Personality", in der deutschen Sprache jedoch „Hochsensible Persönlichkeit" – und das ergibt eine Begriffsverwirrung, die ich hier gern für dich klären möchte.

Hochsensibilität bezieht sich auf die fünf physischen Sinne: Sehen, Hören, Riechen, Schmecken und Fühlen; wenn diese Eindrücke besonders intensiv wahrgenommen werden, spricht man von einer HSP.

Aber auch Hochsensitivität spielt hier meist mit; und sie bezieht sich auf unsere „Übersinne", also das, was gern als „sechster Sinn" bezeichnet wird. Dazu gehören Fernwahrnehmung, Hellsehen, Hellfühlen, Aurasichtigkeit, Aurafühligkeit und eigentlich auch Intuition und Inspiration.

Wenn du zu diesem Thema weiter in die Tiefe tauchen möchtest, lege ich dir mein Buch „<u>HSP – bin ich hochsensibel</u>" ans Herz.

Aber auch die folgenden Fragen geben dir bereits einen kleinen Einblick – spür tief in dich hinein, während du dich mit diesen Aussagen befasst und nimm die Resonanz in dir wahr, die sich so ausdrücken kann:

„Ja, genau so ist es!"

Oder auch:

„Interessant, das ist mir noch gar nicht bewusst aufgefallen, aber es stimmt!"

Je öfter du solche Reaktionen in dir wahrnimmst, umso präsenter dürfte die jeweilige Anlage bei dir sein.

Und ich schreibe bewusst „präsent" und nicht „stark", weil diese Fragen eher einem qualitativen Test gleichkommen, bei dem es nicht um Prozente geht wie in quantitativen Tests, die du im Internet findest.

Wenn du dich mit diesen Aussagen identifizieren kannst, ist das für mich ein Zeichen, dass die entsprechende Anlage JETZT deine Aufmerksamkeit verlangt – dieses Buch ist wohl nicht zufällig in deine Hände gelangt.

- *Ich bevorzuge subtile Sinneseindrücke,*
- *zu viele Eindrücke auf einmal überfordern mich,*
- *ich bin schmerzempfindlicher als andere,*
- *und ich brauche mehr Lokalanästhetikum,*
- *ich mag es nicht, grob angegriffen zu werden,*
- *ich mag es, gestreichelt zu werden,*
- *ich bin sehr temperaturempfindlich,*
- *„Herzklopfen" macht mir Angst,*
- *es war nicht leicht, die richtige Matratze zu finden,*
- *es gibt viele Kleidungsstücke, die mich „kratzen",*
- *oft spüre nur ich die Erdbeben,*
- *ich neige zu Haut-Allergien,*
- *oft leide ich unter Schwindelgefühlen,*

- *manchmal fühlt sich mein Körper fremd an,*
- *ich leide oft unter chronischer Müdigkeit,*
- *laute Geräusche setzen mich unter Stress,*
- *meine Nachbarn sind viel zu laut,*
- *es stresst mich, angeschrien zu werden,*
- *ich mag bei der Arbeit keine Musik,*
- *ich erschrecke sehr leicht,*
- *in Muße höre ich gern melodische Musik,*
- *ich bin sehr geruchsempfindlich,*
- *neue Parfums auszuprobieren macht mir Stress,*
- *stark parfümierte Menschen halte ich nicht aus,*
- *manche Menschen kann ich absolut nicht riechen,*
- *ich rieche Dinge, die anderen gar nicht auffallen,*
- *schlechter Mundgeruch stört mich sehr,*
- *ich mag nicht, wenn jemand neben mir isst,*
- *ich bin nicht gern in der Nähe von Rauchern,*
- *ich nehme sehr feine Geschmäcker wahr,*
- *ich mag allzu intensiven Geschmack nicht,*
- *ich differenziere die Zutaten in einer Speise,*
- *ich mag Eintöpfe nicht,*
- *ich empfinde Essen oft als „versalzen",*
- *meine Amalgamplomben haben mich sehr gestört,*
- *ich reagiere stark auf Koffein und Thein,*
- *grelles Licht stört mich sehr,*
- *ich mag keine grellen Farben,*

- zarte Pastellfarben mag ich gern,
- ich mag nicht zusammenpassende Farben nicht,
- ich sehe Dinge, die andere nicht wahrnehmen,
- ich entdecke Druckfehler sofort,
- ich kann gut visualisieren,
- ich fürchte mich in der Dunkelheit,
- ich habe einen starken Wunsch nach Symmetrie,
- ich nehme mehr Feinheiten wahr als andere,
- ich fühle mich anders als andere,
- als Kind galt ich als „Mimose",
- da hieß es, ich höre das Gras wachsen,
- ich war sehr zurückgezogen,
- ich habe lieber alleine gespielt,
- ich habe viel geweint,
- oft hieß es: „Träum nicht schon wieder!",
- ich führte oft Gespräche mit Phantasiegestalten,
- niemand hat mich ernst genommen,
- ich habe viel Phantasie,
- meine Vorstellungskraft ist sehr stark,
- mein Innenleben ist besonders komplex,
- meine Gefühle sind sehr intensiv,
- ich bin extrem empathisch,
- Stimmungen anderer beeinträchtigen mich sehr,
- ich leide unter der Sorge um geliebte Menschen,
- ich spiele gedanklich oft in Worst Case Szenarien,

- *ich habe oft unerklärliche Ahnungen,*
- *in der Dunkelheit ist mir manchmal nicht geheuer,*
- *ich bin in einem helfenden / heilenden Beruf,*
- *ich habe ein starkes Helfer-Syndrom,*
- *anderen zu helfen, liegt mir sehr am Herzen,*
- *man sagt mir heilerische Fähigkeiten nach,*
- *ich bin sehr einfühlsam und falle leicht ins Mitleid,*
- *ich leide oft mehr mit anderen mit als sie selbst,*
- *andere kann ich gut aufrichten, mich aber kaum,*
- *oft fühle ich mich ausgelaugt,*
- *ich bin oft niedergeschlagen,*
- *ich kann mich nicht abgrenzen,*
- *ich bin ein Magnet für Arme, Verlorene, Leidende,*
- *ich nehme wie ein Schwamm alles um mich auf,*
- *Harmonie ist mir sehr wichtig,*
- *ich schlichte gern, wenn es Streit gibt,*
- *ich möchte immer ausgleichen,*
- *ich glaube, ich kann gut zuhören,*
- *ich diene anderen oft als „Grabstein",*
- *auch Fremde vertrauen mir ihr Leben an,*
- *ich habe wenige gute Freunde,*
- *oberflächliche Freundschaften geben mir nichts,*
- *ich liebe mehr und tiefer als andere,*
- *ich verliebe mich leicht und sehr intensiv,*
- *ich brauche und gebe viel Zärtlichkeit,*

- *mein Wunsch nach Geborgenheit ist stark,*
- *Konflikte mit meinem Du halte ich kaum aus,*
- *es fällt mir schwer, mich abzugrenzen,*
- *ich kann nicht gut „nein" sagen,*
- *ich lasse mich leicht vereinnahmen,*
- *ich kann mich nicht gut durchsetzen,*
- *ich wage kaum, Raum für mich zu fordern,*
- *ich bin leicht zu manipulieren,*
- *ich erlebe immer wieder Co-Abhängigkeit,*
- *ich möchte alles richtig machen,*
- *keineswegs will ich mein Du enttäuschen,*
- *ich fühle mich oft beobachtet,*
- *ich will bei der Arbeit nicht beobachtet werden,*
- *ich bin gereizt, wenn um mich herum viel los ist,*
- *ich stehe nicht gern im Mittelpunkt,*
- *generell bin ich stressanfälliger als andere,*
- *es fällt mir schwer, mich ins Glück zu entspannen,*
- *ich meide Aufregungen,*
- *ich leide unter emotionaler Überforderung,*
- *ich mag keine Gewalt- und Horror-Filme,*
- *ich liebe Hollywood-Stories mit Happy End...*

Wenn du dich in vielen dieser Aussagen wiedererkannt hast, dann möchte ich dir aber noch eine Anlage vorstellen, die meiner Erfahrung nach meist mit der Hochsensibilität und Hochsensitivität verbunden ist: die Alleingeburt.

Ein alleingeborener Zwilling (oder Drilling...) bist du, wenn du im Frühstadium der Schwangerschaft einen Mehrling (oder mehrere) verloren hast – dann seid ihr zwar gemeinsam inkarniert (in einer gemeinsam befruchteten Eizelle eurer Mutter oder in zwei oder mehr gemeinsam befruchteten), aber nur du wurdest geboren.

Dieser meist sehr frühe Verlust führt zu einer schweren Traumatisierung, die zu heilen wichtig ist, um tatsächlich dein Leben zu leben und dein Potenzial zu entfalten; denn so lang du dir dieser Anlage noch nicht bewusst bist, lebst du unwillkürlich das scheinbar versäumte Leben deines scheinbar verlorenen Mehrlings für diesen mit.

Wenn du dich in meiner Beschreibung wiederfindest und mehr darüber erfahren möchtest, dann lege ich dir mein Buch „Alleingeborener Zwilling" zu diesem Thema ans Herz.

Darüber hinaus kannst du deine Alleingeburt auch über meinen kostenfreien „Erkenne deine Einzigartigkeit Kurs" verifizieren.

Bei all dem wünsche ich dir viele erhellende Aha-Erlebnisse und einen möglichst leichten Selbstheilungsweg.

Solltest du dir auch persönliche Begleitung wünschen, dann findest du mich unter meiner persönlichen Homepage.

Aber es gibt noch eine weitere interessante Anlage, die meist mit der HSP und der Alleingeburt kombiniert ist: die Scanner Persönlichkeit.

Das Phänomen der Scanner Persönlichkeit ist natürlich nicht neu, nur der Begriff ist noch recht jung. Er stammt von Barbara Sher und spricht jene Vielbegabten an, die früher als „Renaissance Menschen" bezeichnet wurden – mit Hinweis auf das Universalgenie Leonardo da Vinci, der wohl auch damals nicht der einzige Tausendsassa gewesen sein dürfte.

Aber der Begriff wird immer bekannter und die Anlage meiner Erfahrung nach häufiger – vor allem auch, weil die hochsensiblen Alleingeborenen immer häufiger werden; wofür ich dir in meinem vorhin erwähnten Buch die Ursache erkläre.

Und wenn du dieses Buch liest, dann gehe ich stark davon aus, dass auch du davon betroffen bist, also ein Scanner bist.

Mir selbst ist seit meiner frühen Kindheit bewusst, dass ich keine eindimensionale Spezialistin bin, sondern ich war immer schon extrem vielseitig interessiert und wohl auch in vielen Bereichen begabt.

Allerdings habe ich mir mit dieser Anlage alles andere als leicht getan. Denn als bunter Schmetterling wurde ich dafür mehr kritisiert als wertgeschätzt – immerhin heißt es in unserem Kulturkreis ja:

„*Schuster bleib bei deinem Leisten!*"

So warf mir einmal ein Personalchef an den Kopf, er würde mich mit meinem Lebenslauf nie und nimmer einstellen. Dabei hatte er nur wenige Einblicke in meine Vita, die auch damals schon weit bunter war, als ihm bewusst war. In der Zwischenzeit sind noch einige Berufe und Berufungen hinzugekommen.

In diesem Gespräch ging es um eine Ausstellung meiner Bilder in seinen Büroräumlichkeiten und er meinte, naja, als Künstlerin dürfe ich so „verrückt" sein. Aber für einen Bürojob käme ich für ihn niemals in Frage.

Was übrigens für mich auch nie in Frage gekommen wäre; denn das ist undenkbar für eine Scanner Persönlichkeit – wofür ich damals noch keine Bezeichnung hatte; aber klar ist mir diese Anlage seit meiner frühen Kindheit.

Wie geht es dir bei der Vorstellung eines 35 Jahres Firmenjubiläums?
Fühlt sich das für dich eher nach Geborgenheit an?
Nach wohltuender Sicherheit?
Und einem eher entspannten Dasein?
Oder kannst du dich mit meiner Abwehrreaktion identifizieren?
Wie lang ist die Aufzählung deiner bisherigen Arbeitgeber?
Geht sie sich in einem kurzen Absatz aus?
Oder füllt sie auch Seiten mit spannender Diversität?
In wie vielen unterschiedlichen Berufen hast du dich schon eingebracht?

Wenn auch du eher der bunte Schmetterling bist, der gern von Berufs-Blüte zu Berufs-Blüte flattert, dann möchte ich dir meine Scanner Persönlichkeit Fragen sehr ans Herz legen.

Als Scanner liebst du vermutlich die vertiefte Innenschau; und so wirst du dich dank all meiner Fragen wieder ein Stück besser kennen – und hoffentlich auch schätzen – lernen.

Aber auch wenn du eher sesshaft bist und dich schon auf dein 35. Firmenjubiläum freust, könnten diese Fragen wertvoll sein für dich. Denn wenn du hier gelandet bist, dann sehe ich das als Signal deiner Seele, dem du folgen solltest – wer weiß, vielleicht ist dein Partner oder deine Partnerin ein Scanner und du lernst ihn oder sie dank diesem Test etwas besser kennen.

Oder vielleicht ist auch dein Kind ein kleines Universalgenie und diese Scanner Persönlichkeit Fragen wollen dir helfen, deinen Sprössling besser zu verstehen und besser mit dem vielseitigen kleinen Persönchen umzugehen.

Wenn du noch nie etwas von diesem Begriff gehört hast, dann fragst du dich vielleicht:

Was genau ist eine Scanner Persönlichkeit?

Wenn du die Fragen, die ich hier für dich zusammengestellt habe, liest, dann wird sich für dich ein Bild zu dieser speziellen Anlage ergeben. Wobei ich keineswegs den Anspruch erhebe, alle Charaktereigenschaften eines Scanners erschöpfend abgedeckt zu haben – denn die Beschreibung eines Scanners mag ähnlich sein wie die nach oben hin offene Richterskala für Erdbeben.

Vielleicht ist das gerade ein Kennzeichen für uns; denn wir sind nach oben hin offen oder auch ewig unvollendet – nicht zuletzt, weil wir Scanner extrem entwicklungsfreudig sind und uns daher ununterbrochen und meist eher rasch weiterentwickeln.

Dabei entdecken wir immer wieder neue Züge an uns und haben den Impuls, sie zu entfalten.

Daher schien mit die Frageform für uns Universalisten adäquater zu sein als eine gewöhnliche Liste.

Keineswegs möchte ich dich in eine Schublade stecken; sondern dir helfen, dich so anzunehmen, wie du in deiner besonderen Komplexität bist.

Und ehe wir uns meinen Fragen widmen, möchte ich dir noch etwas ans Herz legen, was mir wichtig erscheint, damit du möglichst viel daraus profitieren kannst.

Finde zu jeder dieser Frage zumindest ein Beispiel (besser mehrere, um das Bild abzurunden) aus deinem Leben!

Denn damit bleibt es nicht bloß bei einem Aha-Erlebnis im Kopf, sondern du erfüllst die verschiedenen Punkte in diesem Test mit Lebenssaft; hauchst ihnen quasi Leben ein und kannst dich weit besser damit identifizieren.

Sieh das Spiel mit diesen Fragen so wie ein anregendes Rendezvous mit dir selbst – so als würdest du einen Menschen treffen, der dir zwar durchaus vertraut ist; den du aber eine ganze Weile nicht gesehen hast. Und weil in der Zwischenzeit vieles passiert ist, habt ihr einander eine Menge zu erzählen…

Oder so, als würdest du dein Lebensmosaik bauen, bei dem jeder neu entdeckte oder wiedergefundene Stein wichtig ist und zum Gesamtbild beiträgt.

Hier sind also meine Fragen:

Kennst du diese unersättliche kindliche Neugierde?

Bist du besonders lernbegierig?

Und extrem vielseitig interessiert?

Dabei aber eher autodidaktisch?

Saugst du Wissen, das dich interessiert, auf wie ein Schwamm?

Bist du extrem aufmerksam, sodass dir Dinge auffallen, die andere nicht bemerken?

Sind deine Antennen stets auf Empfang eingestellt?

Brauchst du ständig viel Input und unterschiedliche Eindrücke?

Liebst du Aha-Erlebnisse?

Könnte man sagen, du bist lebenshungrig und frisst das Leben geradezu?

Liebst du die Erregung?

Und suchst nach intensiven Reizen?

Erlebst du Emotionen besonders intensiv?

Leidest du unter Stimmungsschwankungen?

Unter diesem „himmelhoch jauchzend und zu Tode betrübt"?

Reist du gern in fremde Länder?

Bist du ständig auf der Suche nach Neuem, Unbekanntem?

Verliebst du dich leicht?

In Menschen aber auch in Ideen und neue Projekte?

Manchmal sogar ins Leben?

Liebst du es zu lesen?

Und liest immer mehrere Bücher gleichzeitig?

Hast daher einen breit gefächerten Wissensschatz?

Könntest du dich nie für ein Inselbuch entscheiden?

Bist du ständig am Hinterfragen?

Hast stets das große Warum auf den Lippen?

Bist du psychologisch interessiert?

Ist Selbstfindung für dich ein wichtiges Thema?

Sowie stetige Persönlichkeitsentfaltung?

Und Bewusstseinserweiterung?

Aber natürlich auch Selbstverwirklichung?

Suchst du stets nach dem Sinn hinter allem?

Vor allem nach dem Sinn des Lebens?

Bist also auch an Philosophie interessiert?

Liebst du gedankliche Herausforderungen?

Beispielsweise knifflige Rätsel?

Löst du gern komplexe Problemstellungen?

Dies aber lieber allein und auf deine sehr persönliche Art und Weise?

Bist du in deinem Denken eher unabhängig?

Ist dein Geist sehr aufmerksam und kritisch?

Beobachtest du gern?

Denkst du eher eigenständig?

Verhältst du dich eher unkonventionell?

Fühlst du dich oft unverstanden?

Bist du extrem begeisterungsfähig?

Sowohl selbst leicht zu entflammen?

Als auch unwiderstehlich mitreißend für andere – zumindest andere Scanner?

Würdest du dich generell als leidenschaftlichen Menschen bezeichnen?

Warst du schon als Kind der Forscher, der alles erkunden wollte?

Denkst du sehr assoziativ?

Sind deine Gedankengänge komplexer als die anderer?

Verstehst du aber dennoch die Zusammenhänge oft rasch?

Hast du guten Zugang zu deiner Intuition?

Triffst du deine Entscheidungen vor allem aus dem Bauch?

Verabscheust du Routine?

Brauchst du vor allem im Beruf viel Abwechslung?

Suchst du spannende Herausforderungen – solche, die dich fordern aber nicht überfordern?

Tust du dir oft schwer mit Konsequenz und Disziplin?
Erträgst du Langeweile nicht?
Vor allem keine langweiligen Menschen?
Hast du sehr unterschiedliche Freundschaften?
Kannst du andere gut motivieren?
Und aufbauen?
Brauchst du ebenso flexible Gesprächspartner?
Und schaltest du im Gespräch oft um?
Kannst du rasch zwischen verschiedenen Themen hin und her switchen?
So dass andere oft gar nicht nachkommen?
Fällt es dir schwer, im Team zu arbeiten?
Lehnst du es ab, dich unterordnen zu müssen?
Tust du dir schwer mit Autorität?
Lebst du sehr eigenständig?
Bist du in jeder Hinsicht individualistisch?
Demotiviert dich alles, was irgendwie 08/15 ist?
Änderst du deine Interessen oft aus heiterem Himmel?
Schlägt dein Lebenslauf oftmals Haken?
Hast du schon einige Berufswechsel erlebt?
Und Studienabbrüche?
Oder Richtungswechsel?
Fällt es dir schwer, dich nur auf eine Lieblingsmusik zu beschränken?
Oder auf ein Lieblingsessen?
Hast du verschiedene Sportgeräte daheim?

Brauchst du vor allem auch in deiner Freizeit Abwechslung?

Hast du immer mehrere Ziele gleichzeitig vor Augen?

Nimmst du dir oft zu vieles auf einmal vor?

Denkst du oft, du bräuchtest mehrere Leben?

Und dein Tag müsste zumindest doppelt so viele Stunden – oder besser noch mehr – haben?

Kennst du dieses „das geht sich alles nicht mehr aus"?

Leidest du oft an Zeitmangel?

Erwartest du mehr vom Leben als der Durchschnittsmensch?

Bist du ein Blitzstarter?

Spontan und oft auch impulsiv?

Tust dir aber schwer, allzu lang bei einer Sache zu bleiben?

Überfordert dich der graue Alltag?

Schwelgst du gern in deiner Vorstellungswelt?

Bist du hochkreativ?

Und hast eine blühende Phantasie?

Nimm dir wirklich Zeit für diese Fragen und gönne dir dieses anregende Rendezvous mit dir selbst auch mehrmals, weil du jedes Mal einem interessanten und spannenden Menschen begegnen wirst.

Begegne dir selbst und erlaube dir, dich für dich selbst zu begeistern!

Und wenn du gern mit Fragen spielst, dann habe ich hier noch weitere für dich:

Warst du schon als Kind so kreativ?

Warst du schon damals so vielseitig interessiert?

Aber auch vielseitig begabt?

Warst du vor allem handwerklich geschickt?

Oder vorwiegend geistig rege?

Oder beides?

Hast du dir das damals auch zugestanden?

Oder hast du deine Vielbegabung eher unterdrückt?

Weil du dich damit als Außenseiter gefühlt hast?

Was wolltest du als Kind werden?

Hattest du da schon Prioritäten?

Oder hat das eher geschwankt?

Weil dir ständig neue Wunschberufe vorgeschwebt sind?

Gab es einen Traumjob?

Und wie sieht das heute aus?

Lebst du zumindest einiges davon?

In deinem Beruf?

Oder zumindest als Hobby?

Weil du erkannt hast, wie wohl dir das tut?

Und was meint dein inneres Kind dazu?

Welche Leidenschaften gab es damals?

Und was ist daraus geworden?

Wie ist denn dein Umfeld mit dir umgegangen?

Und wie haben deine Eltern auf deine Besonderheit reagiert?

Wie ist dein Vater damit umgegangen?

Und wie deine Mutter?

Gab es Großeltern, die anders reagiert haben als deine Eltern?

Förderlicher und heilsamer?

Hat man dich ernst genommen?

Oder deine Vielseitigkeit eher belächelt?

Wurdest du dafür kritisiert?

Und abgelehnt?

Ja gar ausgeschlossen?

Wie sind deine Geschwister mit dir umgegangen?

Und sind auch sie vielseitig und vielbegabt?

Wären meine Scanner Persönlichkeit Fragen auch für sie wertvoll?

Und wie war es mit dem Rest der Familie?

Wie haben deine Freunde reagiert?

Hattest du vor allem Freundschaften mit Scannern?

Oder warst du mit deiner Vielseitigkeit eher ein Einzelgänger?

Und wie ging es dir damit?

Fühltest du dich unter deinen Freunden einsam?

Und nicht dazugehörig?

Was ist dein Erfolgsrezept?

Und fühlst du dich überhaupt erfolgreich?

Wie sehen andere das?

Wirst du als erfolgreich eingeschätzt?

Ganz im Gegensatz zu deinem eigenen Eindruck?

Oder stimmen diese Einschätzungen überein?

Neigst du zur Selbstsabotage?

Und hast vielleicht sogar Angst vor Erfolg?

Oder liebst du es, erfolgreich zu sein?

Wie bringst du deine Vielseitigkeit unter einen Hut?

Was ist der „rote Faden", dem du folgst?

Gibt es ein zentrales Thema, um das sich dein Leben dreht?

Was würde in einer Gebrauchsanweisung zu dir stehen?

Worauf kannst du dich immer verlassen?

Was würdest du anderen mit dieser Anlage empfehlen?

Wonach sollten sie Ausschau halten?

Wie können sie ihre Talente erkennen?

Woran sollen sie sich dabei orientieren?

Hilft dir ein metaphysischer Glaube?

Entweder religiös oder spirituell?

Was gibt dir Sicherheit?

Und was stärkt dein Vertrauen in dich?

Aber vor allem auch in deine Vielgebabung?

Was bedeutet dir die Gemeinschaft mit Gleichgesinnten?

Und mit welchen Themen befasst sich diese?

Findest du meine Scanner Persönlichkeit Fragen interessant?

Weil sie dir vieles bewusst machen, was du bisher nicht bedacht hast?

Was treibt dich an?

Also was motiviert dich?

Wie schaffst du es, ein Ziel zu erreichen?

Bist du ehrgeizig oder eher träge?

Und wer oder was begleitet dich dabei?

Was lässt dich durchhalten?

Worauf kannst du dich immer verlassen?

Vorwiegend auf deinen Kopf?

Oder mehr auf dein Herz?

Also deine innere Stimme?

Oder ist es vor allem dein inneres Kind?

Wer ist in dir die letzte Instanz?

Und wie hörst du deren Botschaften?

Vielleicht im „Dialog der Hände"?

Erreichst du deine Ziele problem- und mühelos?

Oder musst du dir alles schwer erarbeiten?

Und braucht es großen Einsatz, viel Mühe und Energie?

Welche Bedeutung hat es für dich etwas zu erschaffen?

Und ein Ergebnis zu sehen?

Wie geht es dir, wenn du eine Idee umsetzen kannst?

Und Ziele verwirklichst?

Oder Visionen wahr werden lässt?

Welche Einstellung hilft dir dabei?

Wie steht es um dein Selbstwertgefühl?

Und um deine Zufriedenheit mit dir selbst?

Worauf bist du stolz?

Erlaubst du es dir überhaupt, stolz zu sein?

Oder glaubst du an das dumme Sprichwort: „Eigenlob stinkt"?

Wie kommst du als multidimensionaler Mensch in dieser eindimensionalen Welt klar?

Wie wichtig ist dir deine Persönlichkeitsentwicklung?

Und die Entfaltung deines Potenzials?

Kennst du all deine Potenziale schon?

Oder hast du den Eindruck, dass da noch vieles schlummert?

Und darauf wartet, wachgeküsst zu werden?

Welche wichtigen Schlüsselmomente gab es in deinem Leben?

Wobei ist dir klar geworden, dass du etwas Wichtiges entdeckt hast?

Und eine neue „Erkenntnis-Stufe" erklommen hast?

Welche großen Lebenswenden gab es in deinem Leben?

Und wie wurden diese initiiert?

Wie fühlt sich für dich der Vergleich mit einem Schmetterling an?

Fühlst du dich noch im Raupenstadium?

Oder schon in der Verpuppung?

Und spürst die Befreiung nahen?

Oder hast du dich schon zum Schmetterling entfaltet?

Und bist bereit, abzuheben?

Wie würdest du dich beschreiben?

Beispielsweise in einem Bewerbungsschreiben an Gott?

Wie wichtig sind dir Unterstützer und Mithelfer?

Brauchst du sie für deine Entfaltung?

Und die Entwicklung deiner Begabungen?

Also die Umsetzung deiner Vielseitigkeit?

Liebst du es, mit Ideen zu spielen?

Und sie auszufeilen?

Brauchst dann aber andere für die Umsetzung?

Weil für dich schon die nächste spannende Idee wartet?

Und du nicht so gerne etwas zu Ende führst?

Sondern lieber andere an deiner Seite hast, die das erledigen?

Wie sehr setzt du dich für andere ein?

Gibt es da einen Unterschied zum Einsatz für dich selbst?

Weil du besser geben als nehmen kannst?

Wie gut kannst du dir selbst helfen lassen?

Was fehlt dir noch?

In Bezug auf deine Vielseitigkeit – was fehlt dir?

Was wünschst du dir?

Oder was hättest du dir gewünscht?

Wie könnte man dir helfen?

Und wie noch?

Wie hätte man dich früher unterstützen können?

Und was hätte sich dein inneres Kind gewünscht?

Wie könnte man dich in deinen Begabungen fördern und unterstützen?

Und wie hätte dein Umfeld das früher machen sollen?

Was hättest du dir da gewünscht an Motivation?

Und an Ermutigung, Lob, Anerkennung und Wertschätzung?

Bist du bereit, dir all das nun selbst zu schenken?

Und damit dein inneres Kind zu heilen?

Deckenspiel

Nun kommen wir langsam zum Ende unserer gemeinsamen Selbsterkenntnis-Reise und ich möchte dir von einem interessanten Spiel erzählen, das ich immer wieder in meinen Seminaren zelebriert habe.

Nach meiner Erklärung kannst du es natürlich nicht mehr selbst spielen, weil du ja nun weißt, worum es geht; aber du könntest es mit anderen spielen – und wirst damit Erfahrungen machen, die du letztlich auch auf dich beziehen kannst.

Jemand, der das Spiel noch nicht kennt, setzt sich auf den Boden, inmitten der anderen, und wird mit einer Decke bedeckt.

Dann soll er „**etwas, das er auf seinem Körper trägt, was er eigentlich nicht braucht, also überflüssig ist, auf den Boden werfen**".

Und das Interessant ist, dass meist alles Mögliche abgelegt wird, nur nicht die Decke.

Tatsächlich suchen und suchen wir oft nach Antworten; und erkennen das Naheliegende nicht.

Und was ist die Moral aus dieser Geschichte?

Diese herauszufinden, möchte ich nun dir überlassen...

Zum Ausklang

Wie ich anfangs bereits erwähnt habe, sind Fragen – besonders prozess-orientierte Fragen – eine gute Möglichkeit, deine höheren mentalen Zentren einzuschalten.

Deine Gehirnrinde liebt Fragen so wie ein junger Hund einen geworfenen Ball – sie stürzt sich darauf und möchte damit „spielen", also darüber nachdenken, sich damit befassen und sie reflektieren...

Daher möchte ich dir zum Ausklang noch eine ganze Reihe dieser offenen Fragen anbieten, die sich bisher für viele gut bewährt haben und auch dir spannende Einsichten, Erkenntnisse und Aha-Erlebnisse schenken werden, wenn du dir Zeit nimmst, um entspannt damit zu spielen.

Vielleicht wäre es klug, dir immer nur einige davon zu Gemüte zu führen, um auch den mentalen und emotionalen Prozessen, die sie in dir auslösen, Zeit zu geben, in dir nachzuwirken...

Einerseits kannst du sie dir mündlich stellen (vielleicht angesichts deines Spiegelbildes) und dann auf die Antworten hören, die aus deiner Tiefe hochsteigen; andererseits kannst du sie natürlich über den „Dialog der Hände" klären – was viele Vorteile hat, wie ich dir ja bereits erklärt habe.

Wie stehe ich zu mir selbst?

Lebe ich gern als Frau oder Mann?

Oder würde ich gern mein Geschlecht ändern – oder war das früher einmal der Fall – zu welcher Zeit war das?

Kann ich mich so akzeptieren, wie ich bin?

Oder würde ich mich lieber ändern?

Bejahe ich mein gegenwärtiges Alter?

Oder wäre ich lieber jünger oder älter?

Gibt es Dinge an mir, mit denen ich zufrieden bin (körperlich, charakterlich, leistungsmäßig...)?

Welche sind das?

Und womit bin ich unzufrieden?

Wie gehe ich in meinen inneren Dialogen mit mir um?

Was sage ich mir, wenn ich ungeschickt war?

Was sage ich mir, wenn ich meinen Moralbegriffen nicht entsprochen habe?

Was sage ich mir, wenn ich jemanden (vielleicht unabsichtlich) verletzt habe?

Bin ich (sehr oder besonders) selbstkritisch?

Was sage ich mir, wenn ich einen Fehler wieder gut gemacht und daraus gelernt habe?

Was sage ich mir, wenn ich etwas besonders Bewundernswertes getan habe?

Was sage ich mir, wenn ich ein (kleines oder großes) Ziel erreicht habe?

Wie fühlt es sich an, wenn ich stolz auf mich bin?

Lohnt es sich für mich, nochmals etwas Neues anzufangen?

Wie sehr glaube ich an mich?

Kann ich mir vertrauen?

Wenn nein, was müsste sich ändern, was müsste geschehen, damit ich mir vertrauen könnte?

Wie stehe ich zu anderen Menschen?

Komme ich als Frau gut mit anderen Frauen – als Mann gut mit anderen Männern zurecht?

Oder möchte ich mein Verhältnis zu ihnen ändern?

Bevorzuge ich jüngere, gleichaltrige oder ältere Menschen als Freunde oder Partner?

Was mag dies wohl über mich aussagen?

Gibt es Personen, denen ich möglichst oft nahe sein möchte?

Wie sind diese?

Gibt es Menschen, denen ich lieber aus dem Weg gehen und mit denen ich den Kontakt lieber meiden möchte?

Was haben diese an sich?

Gibt es Mitmenschen, denen ich „den Kragen umdrehen", die ich am liebsten „auf den Mond schicken" oder ähnliches möchte?

Gibt es in meinem Umfeld Menschen, denen ich gern einmal so richtig die Meinung sagen würde?

Warum habe ich das bisher noch nicht getan?

Wie gehe ich mit Kritik um?

Bin ich selbst (sehr) kritisch?

In welchem Zusammenhang besonders?

Neige ich dazu, anderen einen „Dämpfer" zu geben und sie „auf den Boden der Realität zurückzubringen"?

Wie gehe ich mit der Dankbarkeit anderer um?

Kann ich selbst dankbar sein?

Kann ich besser geben oder nehmen?

Habe ich Vorbilder, die für mich unerreichbar scheinen?

Wie sind diese?

Möchte ich mich von der Art bestimmter Menschen distanzieren?

Wie gehe ich damit um, wenn mich jemand bewundert und als Vorbild sieht?

Habe ich das Bedürfnis, mich mit jemand Bestimmten zu versöhnen?

Worauf warte ich?

Würde ich gern meine Stelle wechseln, wenn ich eine Chance dafür sähe?

Oder meinen Wohnort?

Was bedeutet es für mich „Erfolg zu haben"?

Sehe ich mich selbst als erfolgreichen Menschen?

Wenn ja, aufgrund welcher Tatsachen?

Wenn nein, woran liegt das?

Bin ich schon einmal (oder mehrmals) gescheitert?

Wobei?

Könnte es sein, dass ich Angst vor Erfolg habe?

Meine ich, Erfolg könnte gefährlich sein?

Wenn ja, warum?

Wie sähe es aus, wenn ich mein Lebensziel erreicht hätte?

Was würde alles dazu gehören?

Was kann ich tun, um dem näher zu kommen?

Was hindert mich daran?

Fühle ich mich als Opfer anderer oder den Umständen ausgeliefert?

Oder sehe ich mich selbst als voll verantwortlich für mein Leben?

Wie gehe ich mit Verantwortung um?

Fühle ich mich wohl damit, oder belastet sie mich eher?

Ist mir der „Spatz in der Hand" oder die „Taube auf dem Dach" lieber – also die Sicherheit oder das größere Risiko?

Glaube ich, dass es sinnlos geworden ist, meine Kräfte weiterhin einzusetzen?

Habe ich aufgegeben und resigniert?

Wann war das?

Und warum?

Wenn ja, wer oder was könnte mir einen Anstoß zu einer Lebenswende geben?

Bin ich ein Optimist, dessen Ideen und Phantasien in die Zukunft gerichtet sind?

Oder bin ich ein (Zwecks-)Pessimist, der lieber das Minimum, die Realität, das schlechte Ergebnis erwartet, damit er nicht enttäuscht werden kann?

Wie stehe ich zu Hoffnungen, Sehnsüchten, Wünschen und deren realen Perspektiven in der Zukunft?

Halte ich Wunschvorstellungen und große Phantasien für unerreichbare Luftschlösser?

Zitiere ich gern Personen, die Außergewöhnliches erreicht haben?

Nehme ich mir solche Menschen als Vorbild?

Oder habe ich vielleicht selbst schon Außergewöhnliches geschafft?

Was war das?

Oder glaube ich, dass mir so etwas nie möglich wäre?

Und halte ich mich für begrenzt begabt, so dass ich von mir keine besonderen Höhenflüge erwarte?

War das immer so?

Wenn nein, seit wann ist es so?

Sind manche anderen Menschen in meinen Augen „Spinner", weil sie außergewöhnliche Ideen haben und vielleicht sogar verwirklichen wollen?

Glaube ich an die Möglichkeit, Visionen durch geistige Kraft zu verwirklichen?

Kann ich leicht verzeihen, oder brauche ich eine Zeitlang, bis die lange zurück gehaltenen Affekte ausklingen können?

Was hilft mir dabei, einem Menschen verzeihen zu können?

Dessen Hilflosigkeit vielleicht?

Seine Bitte um Vergebung?

Seine Einsicht?

Auf wen bin ich so wütend, dass ich mich für längst Vergangenes rächen möchte?

Was haben diese Menschen mit mir gemeinsam?

Wem gegenüber muss ich meinen Ärger zurückhalten, meine Aggressionen zurückstauen – oder glaube ich, dies zu müssen?

Wie fühlt sich das körperlich an?

Kann ich mir diese Wut vergegenwärtigen?

Wo vor allem spüre ich sie?

Kann ich sie auflösen, wenn ich es wirklich möchte?

Was würde mir das bringen?

Würde ich gern Frieden schließen und zur Versöhnung beitragen?

Habe ich häufig verzichten müssen?

Worauf vor allem?

Belastet mich dies heute noch?

Wie leicht fällt es mir, zugunsten anderer zu verzichten und mich zurückzunehmen?

Gab es in meinem Leben Menschen, die mich zu Verzicht gezwungen haben, sei es in Ausbildung, Beruf, Selbstverwirklichung, Partnerschaft, Wahl des Wohnortes...?

Worum ging es dabei?

Wie ging und gehe ich damit um?

Werfe ich es ihnen vor?

Kann ich mir selbst vergeben?

Wenn nein, was glaube ich, mir nicht vergeben zu können?

Könnte ich dies anderen eher vergeben als mir selbst?

Wenn ja, warum ist das so?

Neige ich zu Selbstzerstörung?

Lebe ich diese in Form von Unfällen oder autoaggressiven Krankheiten aus?

Wenn ja, erkenne ich den Zusammenhang?

Was hat mich in meinem bisherigen Leben traurig gestimmt?

Gab es Todesfälle, die mir sehr zu schaffen gemacht haben?

Andere Verluste?

Enttäuschungen?

Trauere ich im Augenblick noch um einen mir lieben Menschen, den ich verloren habe und den ich am liebsten wieder zurückholen möchte?

Bin ich froh darüber, von einem verstorbenen oder aus den Augen verlorenen Menschen entlastet oder befreit zu sein?

Kann ich leicht weinen?

Auch vor anderen?

Wie geht es mir dabei und nachher?

Wie sehr spielt Selbstmitleid eine Rolle in meinem Leben?

Kann ich mich gut in andere Menschen einfühlen und mit ihnen mitleiden?

Zu gut vielleicht?

Meine ich, dass Trauer zum Leben gehört, oder sehe ich sie als verzichtbar?

Lebe ich gern?

Und möchte ich meine Vitalität möglichst lange erhalten?

Was tu ich dafür?

Was könnte ich noch mehr tun?

Habe ich schon einmal daran gedacht, Schluss zu machen, mein Leben zu beenden?

Wenn ja, warum?

Glaube ich, dass nach diesem Leben alles aus und vorbei ist?

Oder glaube ich an ein Weiterleben nach dem Tod?

Kann ich mich auf den Gedanken der Reinkarnation einlassen?

Wenn ja, was bedeutet dies für mein Leben?

Habe ich Angst vor dem Sterben?

Vor dem Tod?

Habe ich das Gefühl, meine Aufgaben und Pflichten für dieses Leben erfüllt zu haben, oder nehme ich an, dass ich noch mehr zu übernehmen habe?

Wie würde ich in wenigen Worten mein Leben beschreiben?

- *Als einsamen Kampf,*
- *spannendes Spiel,*
- *Entwicklungsspirale,*
- *leichten Tanz,*
- *Zufallsprodukt,*
- *nicht-enden-wollende Qual,*
- *öde Langeweile,*
- *anregende Selbst-Verwirklichung,*
- *mehr oder weniger mühsame Aufgabenerfüllung,*
- *Sinnlosigkeit,*
- *ermüdendes Abdienen,*
- *Getrieben-Werden,*
- *faszinierendes Experiment,*
- *stetes Lernen,*
- *bewegendes Begegnungsfeld,*
- *interessantes Spiegelkabinett,*

- *als in die Länge gezogenes Sterben...?*

Mit welchem Gefühl stehe ich morgens meist auf?

Fühle ich mich selten oder häufig erschöpft, ausgebrannt, voller Unlust?

Wenn ja, wann vor allem?

Wie gehe ich abends meist schlafen?

Habe ich mir schon einmal gewünscht, krank zu sein, um damit eine unangenehme Situation zu vermeiden?

Reagiere ich zeitweise mit Kopfschmerzen oder sogar Migräne, wenn ich etwas ablehnen möchte, dies aber nicht auszusprechen wage?

Wache ich nachts manchmal schweißgebadet auf?

Habe ich oft Alpträume?

Wenn ja, gibt es dabei ein Hauptthema?

Habe ich selten oder häufig Schmerzen im Nacken, im Rücken, an den Gelenken, an Armen oder Beinen?

Gibt es sonstige Beschwerden oder Schmerzen, die mir zeitweise das Leben vermiesen, erschweren, den Lebensmut nehmen?

Sehe ich sie in irgendeinem Zusammenhang mit meinen Lebensproblemen?

In welchem Bereich meines Körpers häufen sich meine Beschwerden?

Kann ich mir vorstellen, dass Krankheiten Botschaften meiner Seele sind?

Gelingt es mir, sie zu deuten und zu verstehen, was sie mir sagen wollen?

Gelingt mir das bei anderen besser als bei mir selbst?

Bin ich ungehalten, wenn mein Körper krank ist, oder kann ich das annehmen?

Bin ich dankbar, wenn mein Körper seine Funktionen perfekt erfüllt, oder nehme ich das als selbstverständlich?

Was heißt für mich, gesund zu sein?

Wie fühle ich mich dabei?

Gibt es für mich ein Wesen jenseits der irdisch-materiellen Realität?

In welcher Verbindung sehe ich mich zu dieser Wesenheit?

Wo fühle ich mich ihr am nächsten?

In der freien Natur, in einer Kirche, einem Tempel, einer Moschee, einer sonstigen heiligen Stätte?

Wo sonst?

Erlebe ich Gott als einen strengen, aber gerechten Richter?

Fühle ich mich von Gott verstanden und angenommen oder missverstanden und abgelehnt?

Habe ich den Eindruck, Gott hätte mich vergessen?

Oder meine ich, er möchte mich ständig strafen?

Wenn ja, wofür?

Glaube ich, dass Gott bereit ist, mir zu vergeben?

Alles?

Gab oder gibt es Zeiten religiösen Zweifels?

In welchem Zusammenhang?

Unterscheide ich zwischen Kirche und Religion, oder sehe ich beides für mich identisch?

Halte ich Zwiesprache mit Gott?

Wenn ja, in welcher Form?

Eher bittend oder vorwiegend in Dankbarkeit?

Wenn ich Gott in meinem Körper nachspüre, wo fühle ich ihn am stärksten?

Wie könnte ich dieses Gefühl beschreiben?

Wie geht es mir, wenn ich mich im Spiegel betrachte?

Kann ich mich dabei ehrlich anlächeln?

Bedingungslos lieben?

Kann ich, wenn ich mich im Spiegel betrachte, von meinem Aussehen abstrahieren und in meine Seele eintauchen?

Kann ich mich so sehen, wie ich wirklich bin?

Oder so, wie ich gern wäre?

Oder so, wie ich mich gar nicht mag?

Ich hoffe, du hattest viele erhellende Aha-Erlebnisse und hast dich wieder etwas besser kennen – und hoffentlich auch schätzen – gelernt!

Nachwort

Mit diesem Buch verbinde ich einige Wünsche:
- ➢ dass du dir in der Umsetzung möglichst vieler meiner Empfehlungen selbst nähergekommen bist;
- ➢ dass du deine Aktionen und Reaktionen nun besser verstehen kannst;
- ➢ dass du daraus folgend mehr Verständnis für dich selbst gewonnen hast;
- ➢ dass du das noch in dir schlummernde Potenzial etwas besser erkannt hast;
- ➢ dass du etwas mehr Klarheit über deine Lebensaufgabe gewonnen hast;
- ➢ dass du dich vielleicht sogar ein wenig in dein Leben verliebt hast…

Klingt das merkwürdig in deinen Ohren?

Nun, ich weiß natürlich nicht, wie alt du bist – aber in welchem Alter du auch immer dieses Buch liest; es wird dir wertvolle Einsichten in dein Wesen schenken und dir hoffentlich helfen, ein erfüllteres und erfüllenderes Leben zu erlangen.

Denn je mehr von deinem Potenzial du erkennst und je mehr deiner noch schlummernden Anlagen, Fähigkeiten und Stärken dir bewusst werden, desto eher kannst du all das entfalten und verwirklichen, was jetzt auf deinem Lebensplan steht.

Denn natürlich ist unser Potenzial bereits bei unserer Geburt immanent in uns angelegt, aber es wird erst nach und nach bereit, in die Verwirklichung zu gehen – und genau dabei möchte ich dir mit diesem Buch helfen: zu erkennen, welche Anlage jetzt geboren werden und das Licht der Welt erblicken möchte.

Und wenn du dir noch ein besonderes Geschenk machen möchtest, dann nimm dir Zeit dein „Lebens-Mosaik", dein „Lebens-Mindmap" oder deine „Lebens-Collage" zu gestalten.

Das ist ungemein wertvoll, um dir einen Überblick über deinen bisherigen Lebensweg zu vermitteln; aber vor allem um den roten Faden zu erkennen, der uns im Augenblick selbst meist verborgen bleibt.

„Verstehen kann man das Leben rückwärts, leben muss man es aber vorwärts."

So drückt es Soeren Kierkegaard aus; und ich freue mich, wenn dich dieses Buch dazu motiviert, immer wieder einige Augenblicke innezuhalten, um dich selbst und deine Verwirklichung in diesem Leben aus der Beobachterposition zu betrachten und neue Klarheit zu gewinnen.

Je mehr Verstehen du findest, umso mehr Verständnis wirst du für dich gewinnen – dein inneres Kind und deine Seele werden es dir danken!

Möge die Übung gelingen ☺!

Kontakt zur Autorin

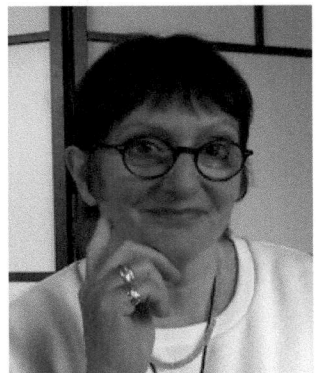

Dr. Michelle HAINTZ

Wer bin ich?

Als ursprünglich ausgebildete Ärztin bin ich heute vorwiegend als Schriftstellerin tätig. Sowie als bildende Künstlerin.

Parallel dazu bin ich Trainerin in der Persönlichkeits-Bildung: in Seminaren, Gruppen und in der Einzelberatung.

Worin sehe ich meine Lebensaufgabe?

Ich begleite Menschen, die in Resonanz mit mir schwingen, in die freudige und lustvolle Entfaltung ihres Potenzials. Wichtige Bausteine sind dabei Stressbewältigung und Kreativitätstraining. Mein wichtigstes Credo ist:

„Wir brauchen nicht über uns selbst hinaus zu wachsen, wir sind groß genug. Es reicht, wenn wir damit aufhören, uns selbst kleiner zu machen, als wir sind; aber auch anderen nicht mehr erlauben, uns klein zu machen. Es gilt also letztlich, unsere wahre Größe einzunehmen, indem wir in uns selbst hineinwachsen!"

Wichtige Ansprechpartner sind „HSP – hochsensible und hochsensitive Persönlichkeit" sowie Menschen, die als „alleingeborener Zwilling" zur Welt gekommen sind und Scanner Persönlichkeiten.

Meine Webseiten sind:

https://michellehaintz.com/

https://quanten-bewustheit.de/

https://seelenfitness.info/

https://hsp-test.info/

https://alleingeborener-zwilling.com/

https://lebenswert365.info/

E-Mail:

michelle@lebenswert365.info

dr.michelle.haintz@aon.at

Facebook „Hochsensibilität im neuen Licht":

https://www.facebook.com/drmichellehaintz/

Facebook privat:

https://www.facebook.com/michelle.haintz.79

Youtube:

https://seelenfitness.info/youtube-kanal/

Weitere Produkte der Autorin:

Mehr E-Books und Bücher von mir findest du auch auf meiner Autorenseite auf Amazon:

https://seelenfitness.info/Michelle-Haintz-Amazon/

Und hier sind zwei Übersichten über meine Produkte:

https://seelenfitness.info/produktuebersicht-haintz/

https://lebenswert365.info/produktseite-lw/

https://lebenswert-oase.com/

Meine Meditationen findest du hier:

https://lebenswert365.info/meditationen_enzln/

Bist du interessiert am Verlagsprogramm mit weiteren E-Books und Büchern?

https://as-infothek.de/ebook-buch/